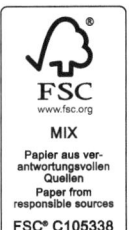

Verlag: BoD · Books on Demand GmbH, In de Tarpen 42,
22848 Norderstedt, bod@bod.de
Druck: Libri Plureos GmbH, Friedensallee 273, 22763 Hamburg
ISBN: 978-3-7693-2560-7

**Haftungsausschluss**

Jegliche Anwendungen, die auf Informationen in diesem Buch basieren, geschehen auf eigene Gefahr. Der Autor haftet nicht für Schäden die durch Anwendungen aufgrund der Informationen dieses Buches entstehen oder entstanden sind und gibt auch keine Heilversprechen! Es wird empfohlen bei gesundheitlichen Problemen immer einen Arzt und/oder Heilpraktiker aufzusuchen. Der Autor hat mit bestem Gewissen und Sorgfalt die Informationen zusammengetragen. Auf Richtigkeit wird keine Garantie übernommen. Ebenso übernimmt der Autor keine Haftung für den Inhalt verlinkter Internetseiten oder anderer Quellen.

# Vorwort

Das Ziel dieses Buches ist es, gesundheitlich bewussten Menschen aufzuzeigen, dass es zunehmend Belege für die gesundheitlichen Vorteile der Sonnenexposition gibt. Unzureichende Sonnenexposition ist ein erhebliches Problem für die öffentliche Gesundheit. Studien des letzten Jahrzehnts legen nahe, dass unzureichende Sonneneinstrahlung jährlich für **340.000 Todesfälle in den Vereinigten Staaten und 480.000 Todesfälle in Europa** verantwortlich sind. Darüber hinaus wird die unzureichende UV-Strahlung mit einer erhöhten Inzidenz von Brustkrebs, Darmkrebs, Bluthochdruck, Herz-Kreislauf-Erkrankungen, metabolischem Syndrom, Multipler Sklerose, Alzheimer-Krankheit, Autismus, Asthma, Typ-1-Diabetes und Myopie in Verbindung gebracht. Vitamin D wurde lange Zeit als der Hauptvermittler der positiven Wirkungen der Sonneneinstrahlung betrachtet. **Es konnte jedoch nicht überzeugend nachgewiesen werden, dass eine orale Vitamin-D-Supplementierung die Sonne ersetzen kann.** Denn die Sonne ist sehr viel mehr als „nur" Vitamin D! Sonst könnten ja auch Pflanzen genauso gut wachsen und gedeihen, wenn nur ausreichend Vitamin D im Gießwasser wäre, ohne dass Pflanzen der Sonne ausgesetzt wären.

Um Schäden durch Sonneneinstrahlung nicht nur zu minimieren, sondern auszuschließen, wurden eine Reihe von Anti-Aging-Maßnahmen untersucht, die die Nachteile der UV-Strahlung blockieren, so dass am Ende nur noch die positiven Eigenschaften der UV-Strahlung übrig bleiben.

# Lust auf weitere, spannende Gesundheits-Lektüre?

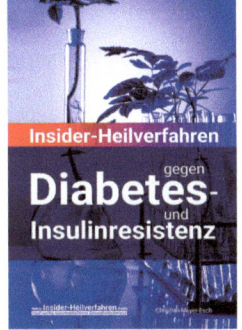
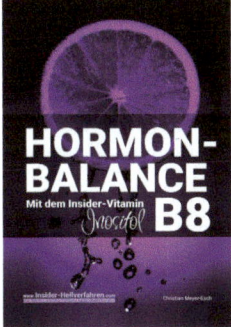
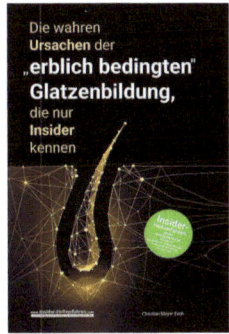

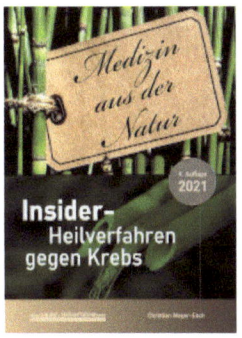
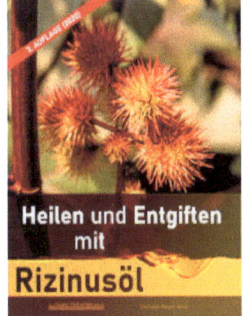
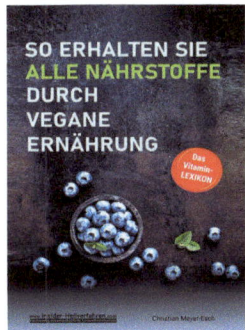

## Weitere Bücher mit Beschreibungen

▸ ab Seite **137**

# INHALTSVERZEICHNIS

# Kapitel 1: Einführung

# Die Sonne: Was ist das?

Die Sonne ist nicht nur das zentrale Objekt unseres Sonnensystems, sondern auch entscheidend für das Leben auf der Erde. Ihre Energie und Aktivitäten haben tiefgreifende Auswirkungen auf unser tägliches Leben und die Umwelt. Als Hauptquelle für Licht und Wärme ermöglicht die Sonne das Wachstum von Pflanzen durch Photosynthese, die wiederum die Basis für die meisten Nahrungsketten bildet. Ohne die Sonnenstrahlung wäre die Erde ein kalter, lebloser Planet.

Darüber hinaus treibt die Sonne das Wetter und das Klima auf der Erde an. Die ungleiche Erwärmung der Erdoberfläche durch die Sonnenstrahlen erzeugt Winde, Wetterfronten und Klimamuster, die das Ökosystem und die Lebensbedingungen auf unserem Planeten bestimmen. Die Sonnenaktivität, einschließlich Sonnenflecken und Sonneneruptionen, beeinflusst das Weltraumwetter, das wiederum Auswirkungen auf Satellitenkommunikation, Stromnetze und Navigationstechnologien haben kann.

Die Sonne hat auch kulturelle und historische Bedeutung für die Menschheit. Seit Jahrtausenden wird sie in Mythen, Religionen und Kalendern verehrt und als Symbol für Leben und Energie betrachtet. In der modernen Wissenschaft ist die Erforschung der Sonne und ihrer Prozesse von zentraler Bedeutung, um unser Verständnis von Sternen und den physikalischen Bedingungen im Weltraum zu erweitern.

Die regelmäßigen Zyklen der Sonnenaktivität, wie der 11-jährige Sonnenzyklus, haben sowohl kurzfristige als auch langfristige Auswirkungen auf die Erde. Diese Zyklen können das Auftreten von Polarlichtern beeinflussen und die Menge der kosmischen Strahlung, die die Erde erreicht, variieren. Forscher arbeiten kontinuierlich daran, die Dynamik der Sonne besser zu verstehen, um mögliche Auswirkungen auf unsere technologische Infrastruktur und die globale Klimaentwicklung besser vorhersagen zu können. Die Sonne ist weit mehr als nur ein Himmelskörper. Sie ist das Herzstück unseres Sonnensystems und der Motor des Lebens auf der Erde. Ihre Energie und Aktivitäten sind fundamental für das ökologische Gleichgewicht und das menschliche Leben, und ihre Erforschung bleibt eine der faszinierendsten und bedeutendsten Aufgaben der Wissenschaft.

## Grundlegende Eigenschaften:

| | |
|---|---|
| **Typ:** | Die Sonne ist ein Hauptreihenstern der Spektralklasse G2V. |
| **Masse:** | Etwa 1,989 × 10^30 Kilogramm (das entspricht etwa 333.000 Erdmassen). |
| **Alter:** | Etwa 4,6 Milliarden Jahre. |
| **Temperatur:** | Die Oberflächentemperatur beträgt etwa 5.500 Grad Celsius (5.778 Kelvin), während die Kerntemperatur ungefähr 15 Millionen Grad Celsius (15 Millionen Kelvin) erreicht. |
| **Durchmesser:** | Etwa 1,39 Millionen Kilometer (das entspricht etwa 109 Erddurchmessern). |

## Bedeutung für das Sonnensystem

**Gravitation:**
Die Sonne hält die Planeten, Zwergplaneten, Kometen und Asteroiden durch ihre Gravitationskraft in ihren Umlaufbahnen.

**Licht und Wärme:**
Die von der Sonne emittierte Strahlung ist die primäre Energiequelle für das Leben auf der Erde. Sie treibt das Wetter, den Klimawandel und die Photosynthese in Pflanzen an.

**Sonneneruptionen:**
Ereignisse wie Sonneneruptionen und koronale Massenauswürfe können das Weltraumwetter beeinflussen und Auswirkungen auf Satelliten, Stromnetze und Kommunikationssysteme auf der Erde haben.

**Zyklus:**
Die Sonne durchläuft etwa alle 11 Jahre einen Aktivitätszyklus, der durch die Anzahl der Sonnenflecken auf ihrer Oberfläche bestimmt wird. Dieser Zyklus umfasst Phasen von maximaler und minimaler Aktivität, die verschiedene Sonnenphänomene beeinflussen.

### Energieerzeugung
Die Sonne erzeugt ihre Energie durch Kernfusion. Im Kern der Sonne verschmelzen Wasserstoffkerne (Protonen) zu Helium, wobei enorme Mengen an Energie freigesetzt werden. Dieser Prozess wird als Proton-Proton-Kette bezeichnet und ist die Hauptenergiequelle der Sonne.

## Warum so viele Menschen Sonnenanbeter sind

Es gibt mehrere Gründe, warum so viele Menschen eine Faszination für die Sonne empfinden.

### Die Sonne als Lebensspender:

Die Sonne ist die primäre Energiequelle für das Leben auf der Erde. Ohne ihre Strahlung und Wärme gäbe es kein Pflanzenwachstum, keine Nahrungsmittelproduktion und kein funktionierendes Ökosystem. Die Sonne ist daher symbolisch für Lebenskraft und Vitalität.

### Gesundheit:

Mäßige Sonneneinstrahlung hat nachweislich positive Auswirkungen auf die Gesundheit, da sie die Produktion von Vitamin D in der Haut anregt. Dieses Vitamin ist wichtig für die Knochengesundheit und das Immunsystem. Viele Menschen suchen bewusst nach Sonnenlicht, um sich besser zu fühlen und gesünder zu bleiben. **Die Sonne bietet weit mehr als nur die Produktion von Vitamin D** und Vitamin D-Tabletten können daher die Sonne nicht vollständig ersetzen. Sonnenlicht hat nachweislich positive Auswirkungen auf die biologische und psychologische Gesundheit. Es reguliert den Schlaf-Wach-Rhythmus, beeinflusst die Stimmung positiv, reduziert Stress und wirkt sich auf das allgemeine Wohlbefinden aus. Diese Effekte gehen über die reine Vitamin-D-Produktion hinaus und sind eng mit der Exposition gegenüber Sonnenlicht verbunden. Sonnenlicht unterstützt die Produktion anderer wichtiger Substanzen im Körper, wie z.B. Serotonin, ein Neurotransmitter, der für das Glücksgefühl verantwortlich ist, sowie Stickstoffmonoxid, das die Blutgefäße erweitert und den Blutdruck reguliert. Sonnenlicht hat entzündungshemmende und immunmodulatorische Eigenschaften. Eine angemessene Sonnenexposition kann das Immunsystem stärken und entzündliche Prozesse im Körper reduzieren, was zur Vorbeugung und Behandlung von bestimmten Krankheiten beitragen kann.

### Natürliche Schönheit:

Sonnenuntergänge, Sonnenaufgänge und das Spiel von Licht und Schatten, das durch die Sonnenstrahlen erzeugt wird, werden von vielen Menschen als ästhetisch ansprechend empfunden. Die Sonne schafft atemberaubende Farben am Himmel und auf der Erde, die Menschen in ihrer Schönheit oft inspirieren.

### Wärme und Komfort:

Die warmen Strahlen der Sonne können ein Gefühl von Wärme und Komfort vermitteln. Viele Menschen genießen es, sich in der Sonne zu entspannen und sich aufzuwärmen, sei es am Strand, im Garten oder einfach draußen in der Natur.

### Spirituelle und kulturelle Bedeutung:

In zahlreichen Kulturen auf der ganzen Welt wird die Sonne als göttliches oder spirituelles Symbol verehrt. Sie ist oft mit Licht, Erleuchtung, Lebenskraft und Wiedergeburt verbunden. Viele Rituale und Feierlichkeiten sind der Sonne gewidmet, sei es zu Sonnenwenden, in Sonnenkulten oder als zentrales Element religiöser Zeremonien.

# UVA- und UVB-Strahlung

UVA- und UVB-Strahlung sind zwei Arten von ultravioletter Strahlung, die von der Sonne ausgestrahlt werden.

## UVA-Strahlung (Ultraviolett-A):

| | |
|---|---|
| **Wellenlänge:** | UVA-Strahlung hat die längsten Wellenlängen im ultravioletten Bereich, typischerweise im Bereich von 315 bis 400 Nanometern (nm). |
| **Durchdringung:** | UVA-Strahlen dringen tiefer in die Haut ein als UVB-Strahlen und können sogar durch Fensterscheiben hindurch gelangen. |
| **Effekte:** | UVA-Strahlung ist mit vorzeitiger Hautalterung, Faltenbildung, Pigmentierung, Sonnenbrand und Hautkrebsarten wie dem malignen Melanom verbunden. |
| **Vitamin D-Produktion:** | UVA-Strahlung trägt **nicht** wesentlich zur Vitamin-D-Produktion bei. |

## UVB-Strahlung (Ultraviolett-B):

| | |
|---|---|
| **Wellenlänge:** | UVB-Strahlung hat kürzere Wellenlängen als UVA-Strahlung und reicht typischerweise von 280 bis 315 nm. |
| **Durchdringung:** | UVB-Strahlen dringen nicht so tief in die Haut ein wie UVA-Strahlen und sind hauptsächlich für Sonnenbrände und die Bräunung der Haut verantwortlich. |
| **Effekte:** | UVB-Strahlung ist die Hauptursache für Sonnenbrand und spielt eine entscheidende Rolle bei der Entstehung von Hautkrebsarten wie Basalzellkarzinom und Plattenepithelkarzinom |
| **Vitamin D-Produktion:** | UVB-Strahlung ist für die Produktion von Vitamin D in der Haut wesentlich. |

# Kapitel 2: Warum Vitamin D-Tabletten die Sonne nicht ersetzen können

# Immunsuppression

Immunsuppression bedeutet = Das Immunsystem hemmend. Das könnte erst einmal bedrohlich klingen. Schließlich brauchen wir das Immunsystem ja so dringend. Doch eine zu hohe Immunaktivität macht viele Probleme im Körper, weshalb immer ein ausgewogenes Verhältnis zwischen der Stimulation des Immunsystems und dessen Hemmung vorhanden sein muss.

Überschießende Immunreaktionen: Das bedeutet Allergien und Autoimmunerkrankungen. Wer kennt nicht Menschen mit diesen Problemen?

UV-Strahlung, insbesondere UVB-Strahlen (Wellenlänge 280-320 nm), hat nachweislich immunsuppressive Effekte. Diese Immunsuppression kann sowohl lokal auf die Haut als auch systemisch auf den gesamten Körper wirken.

UV-Strahlung kann die Hautzellen direkt beeinflussen und das lokale Immunsystem in der Haut unterdrücken. Dies geschieht durch mehrere Mechanismen:

UV-Strahlung kann die Funktion von Langerhans-Zellen (eine Art von dendritischen Zellen in der Haut) beeinträchtigen, die für die Präsentation von Antigenen an T-Zellen wichtig sind.
Auch die Freisetzung von immunsuppressiven Zytokinen wie IL-10 wird gefördert, die die Aktivität von T-Zellen und anderen Immunzellen in der Haut verringern.

Sonnenstrahlung kann die Migration von Immunzellen verändern, was die systemische Immunantwort beeinflussen kann. Durch die Exposition gegenüber UV-Strahlung können Moleküle freigesetzt werden, die im gesamten Körper eine immunsuppressive Wirkung haben.

Die Immunsuppression durch UV-Strahlung geschieht **unabhängig** von der Vitamin-D-Synthese! Während UV-Strahlung die Produktion von Vitamin D in der Haut anregt, sind die Mechanismen der UV-bedingten Immunsuppression hauptsächlich auf **direkte Effekte der Strahlung auf Zellen** und molekulare Prozesse zurückzuführen. Vitamin D spielt zwar auch eine Rolle bei der Regulierung des Immunsystems und es hat nachgewiesene immunmodulatorische Eigenschaften. Allerdings ist die Synthese von Vitamin D durch UVB-Strahlung ein separater biochemischer Prozess.

## Sonnengebräunte Haut ist weniger sensibel gegenüber Umwelteinflüssen:

Vielleicht haben Sie es selbst schon bemerkt. Menschen, die so gut wie nie in die Sonne gehen und eine sehr helle Haut haben, haben gleichzeitig auch eine sehr sensible Haut, die anfällig ist für Entzündungen. Durch die Rasur entstehen Hautirritationen und evtl. kleinere Rasurpickel. Kleine Mücken- und Insektenstiche werden zu einem großen Problem und verursachen Entzündungen in der Haut. Blasse Haut ist insgesamt hoch sensibel und neigt zu überschießenden Immunreaktionen.

# Alpha-Melanozyten-stimulierendes Hormon (α-MSH)

Alpha-Melanozyten-stimulierendes Hormon (α-MSH) spielt eine wichtige Rolle bei der Reaktion der Haut auf Sonnenbestrahlung. Es ist ein Peptidhormon, das eine Vielzahl von biologischen Funktionen hat, insbesondere in Bezug auf Pigmentierung, Entzündungshemmung und Immunsuppression.

### Pigmentierung / Melaninproduktion:

α-MSH stimuliert die Melanozyten in der Haut zur Produktion und Verteilung von Melanin, dem Pigment, das die Hautfarbe bestimmt.

### Schutz vor UV-Strahlung:

Melanin bietet einen natürlichen Schutz gegen UV-Strahlung, indem es die Hautzellen vor DNA-Schäden schützt. Eine erhöhte Produktion von Melanin nach Sonnenexposition führt zu einer Verdunkelung der Haut (Bräunung), die einen zusätzlichen Schutz gegen die schädlichen Auswirkungen von UV-Strahlen bietet.

### Entzündungshemmung und DNA-Reparatur:

α-MSH hat entzündungshemmende Eigenschaften. Es kann die Produktion von proinflammatorischen Zytokinen reduzieren und die Produktion von antiinflammatorischen Zytokinen wie IL-10 fördern. Es gibt Hinweise darauf, dass α-MSH die Reparatur von UV-induzierten DNA-Schäden unterstützen kann.

## Endorphine

Bei UV-Bestrahlung werden insbesondere Beta-Endorphine ausgeschüttet. Beta-Endorphine sind Endogene Opioide, die von den Keratinozyten in der Haut produziert werden. Diese wirken als natürliche Schmerzmittel. Sie binden an Opioidrezeptoren im Gehirn und im zentralen Nervensystem und reduzieren die Wahrnehmung von Schmerzen.

Beta-Endorphine sind auch dafür bekannt, die Stimmung zu verbessern und ein Gefühl von Wohlbefinden und Euphorie zu erzeugen. Die Ausschüttung von Beta-Endorphinen kann helfen, Stress und Angstzustände zu verringern, was zu einem allgemeinen Gefühl der Entspannung beiträgt. Weiteres können sie auch eine Rolle bei der Modulation des Immunsystems spielen, obwohl die genauen Mechanismen noch nicht vollständig verstanden sind.

Sonnenschutzmittel reduzieren die Menge an UV-Strahlung, die die Haut erreicht. Da die Produktion von Beta-Endorphinen eine direkte Reaktion auf UV-Bestrahlung ist, führt die Anwendung von Sonnenschutzmitteln zu einer verminderten Ausschüttung dieser Endorphine!

# Calcitonin-Gen-verwandtes Peptid (CGRP)

Calcitonin-Gen-verwandtes Peptid (CGRP) spielt eine wichtige Rolle in der physiologischen Reaktion der Haut auf Sonnenbestrahlung. CGRP ist ein Neuropeptid, das eine Vielzahl von biologischen Funktionen hat, einschließlich der Regulierung von Entzündungsreaktionen und der Modulation der Gefäßfunktion.

## Entzündungshemmende Effekte:

CGRP wirkt entzündungshemmend, indem es die Freisetzung von proinflammatorischen Zytokinen hemmt und die Produktion von antiinflammatorischen Zytokinen fördert. Dies kann dazu beitragen, die durch UV-Strahlung induzierte Entzündungsreaktion in der Haut zu mildern. CGRP kann die Aktivität verschiedener Immunzellen beeinflussen, darunter T-Zellen, Makrophagen und dendritische Zellen. Es hilft, eine übermäßige Immunantwort zu verhindern, die durch UV-induzierte Hautschäden ausgelöst werden könnte.

## Gefäßfunktion und Vasodilatation:

CGRP ist ein potenter Vasodilatator. Es bewirkt die Erweiterung der Blutgefäße, was die Durchblutung und die Sauerstoffversorgung der Haut erhöht. Dies kann zur Regulierung der Hauttemperatur und zur Verbesserung der Heilung von UV-Schäden beitragen. Durch die Erweiterung der Blutgefäße verbessert CGRP den Transport von Nährstoffen und Immunzellen zur Haut, was die Reparatur und die Immunantwort auf UV-Schäden unterstützt.

## Schmerzmodulation:

Schmerzempfindung: CGRP ist auch an der Modulation von Schmerzsignalen beteiligt. UV-Strahlung kann Hautschäden und Entzündungen verursachen, die Schmerzen und Unbehagen hervorrufen. CGRP kann diese Schmerzempfindung modulieren, indem es die Aktivität von Schmerzrezeptoren beeinflusst.

## Hautregeneration und Wundheilung:

CGRP kann die Wundheilung fördern, indem es die Proliferation und Migration von Hautzellen unterstützt. Dies ist besonders wichtig für die Reparatur von UV-induzierten Hautschäden.

## Regeneration von Hautgewebe:

Es unterstützt auch die Regeneration von Hautgewebe, indem es die Kollagensynthese und die Bildung von neuem Gewebe stimuliert. Dies trägt zur Wiederherstellung der Hautintegrität nach UV-Schäden bei.

# Kapitel 3: Vitamin D

# Was ist Vitamin D?

Vitamin D ist ein lebenswichtiger Nährstoff, der für zahlreiche biologische Funktionen im menschlichen Körper unerlässlich ist. Es spielt eine zentrale Rolle bei der Aufrechterhaltung der Knochengesundheit, unterstützt das Immunsystem und hat weitreichende Auswirkungen auf viele andere physiologische Prozesse.

Vitamin D ist eigentlich kein Vitamin, sondern ein Hormon. Es wird in der Haut produziert, wenn sie der ultravioletten B-Strahlung (UVB) des Sonnenlichts ausgesetzt ist.

Eine der Hauptfunktionen von Vitamin D ist die Regulierung des Calcium- und Phosphatstoffwechsels im Körper. Vitamin D fördert die Aufnahme von Calcium im Darm und sorgt dafür, dass ausreichend Calcium und Phosphat für den Aufbau und die Erhaltung gesunder Knochen und Zähne vorhanden sind. Ein Mangel an Vitamin D kann zu Knochenerkrankungen wie Rachitis bei Kindern und Osteomalazie oder Osteoporose bei Erwachsenen führen.

Zusätzlich zur Knochengesundheit hat Vitamin D viele andere wichtige Funktionen. Es unterstützt das Immunsystem, indem es die Abwehrkräfte des Körpers gegen Infektionen stärkt. Studien haben gezeigt, dass ein ausreichender Vitamin-D-Spiegel das Risiko von Atemwegsinfektionen, einschließlich Influenza, reduzieren kann. Vitamin D spielt auch eine Rolle bei der Regulation des Zellwachstums und der Zellkommunikation, was es potenziell wichtig für die Krebsprävention macht.

## Fragen und Antworten

**Wie hoch ist der Tagesbedarf an Vitamin D?**

Der Tagesbedarf an Vitamin D variiert je nach Alter, Geschlecht, Gesundheitszustand und individuellen Lebensumständen. Hier sind die allgemeinen Empfehlungen für die tägliche Vitamin-D-Zufuhr, basierend auf den Richtlinien der Deutschen Gesellschaft für Ernährung (DGE):

- Säuglinge (0-12 Monate): 400-500 IU (10-12,5 µg)
- Kinder (1-12 Jahre): 600 IU (15 µg)
- Jugendliche/Erwachsene: 800 IU (20 µg)
- Schwangere und stillende Frauen: 800 IU (20 µg)

**Wie lange muss man die Haut der Sonne am Tag aussetzen, um ausreichend Vitamin D bilden zu können?**

Für die meisten Menschen genügen 10 bis 30 Minuten direkte Sonneneinstrahlung auf Gesicht, Arme und Beine zwei- bis dreimal pro Woche. Dies kann je nach Hauttyp variieren:

- Helle Haut: 10-15 Minuten können ausreichen.
- Mittlere Haut: 15-20 Minuten.
- Dunkle Haut: 20-30 Minuten oder mehr.

## Wird Vitamin D im Körper gespeichert und wenn ja, wie lange?

Ja, Vitamin D wird im Körper gespeichert. Es ist ein fettlösliches Hormon, das in Fettgewebe und in der Leber gespeichert wird. Diese Speicherfähigkeit ermöglicht es dem Körper, auf Vorräte zurückzugreifen, wenn die Vitamin-D-Zufuhr über Nahrung oder Sonneneinstrahlung vorübergehend unzureichend ist.

Der größte Teil des Vitamin D wird in den Fettzellen gespeichert. Fettgewebe dient als Reservoir, aus dem Vitamin D nach und nach freigesetzt wird, wenn es vom Körper benötigt wird. Ein kleinerer Teil des Vitamin D wird in der Leber gespeichert, wo es in seine aktive Form, das 1,25-Dihydroxyvitamin D (Calcitriol), umgewandelt werden kann, wenn der Körper es benötigt. Die Speicher von Vitamin D im Körper können mehrere Wochen bis Monate halten. In Regionen mit stark ausgeprägten Jahreszeiten kann die Fähigkeit des Körpers, Vitamin D zu speichern, helfen, die niedrigeren Produktionsraten in den Wintermonaten zu überbrücken. Im Sommer wird durch erhöhte Sonneneinstrahlung mehr Vitamin D produziert und gespeichert, was den Bedarf im Winter decken kann. Der Körper verbraucht kontinuierlich Vitamin D für verschiedene physiologische Prozesse, einschließlich der Regulierung des Calcium- und Phosphatstoffwechsels, der Unterstützung des Immunsystems und der Zellfunktionen.

## Sind Vitamin D-Tabletten empfehlenswert?
## Und wenn ja, auf was ist zu achten?

In den Wintermonaten oder wer auch im Sommer wenig Zeit hat, sich der Sonne auszusetzen, dem sind Vitamin D-Tabletten in jedem Fall zu empfehlen. Denn der Bedarf von Vitamin D muss gedeckt werden. Zwar ist die Sonne noch besser, da der Körper weit *mehr* als nur Vitamin D benötigt. Doch ist Vitamin D in Tabletten/Kapselform immer noch besser als nichts!

Achten Sie darauf, dass die Dosierung nicht zu hoch und nicht zu niedrig ist. Ist sie zu niedrig, wirkt es nicht. Ist sie zu hoch, macht es gesundheitliche Probleme, wie die Verkalkung von Arterien. Denn die Arterien können verkalken, wenn der Körper zu viel Vitamin D bekommt! Dies kann durch die Sonne kaum passieren, da hier die Vitamin-D-Produktion automatisch reguliert wird. In Form von Kapseln kann es jedoch schnell zu einer Überdosierung kommen.

Die meisten Studien kommen zu dem Schluss, dass eine Vitamin D-Supplementierung von **2.000 IE pro Tag** oder **14.000 IE pro Woche** (Sie können auch 1x pro Woche 14.000 IE schlucken!) sicher ist. Wenn Sie sich dafür entscheiden, höhere Dosen zu schlucken, sollten Sie den Vitamin D-Spiegel im Blut überprüfen, um eine Überdosierung zu vermeiden!

Ganz wichtig bei der Vitamin D-Produktion ist außerdem das Mineral **Magnesium**. Magnesium ist an zahlreichen Stoffwechselprozessen im Körper beteiligt, einschließlich der Umwandlung von Vitamin D in seine aktive Form und der Regulation des Calciumstoffwechsels. Magnesiummangel kann die Aktivierung von Vitamin D beeinträchtigen und zu einer verringerten Verfügbarkeit von aktivem Vitamin D führen! Dies kann sich negativ auf die Knochengesundheit und den Calciumstoffwechsel auswirken.

Auch Vitamin K2 (am Besten als MK-7) ist in diesem Zusammenhang hilfreich (wenn auch nicht ganz so essentiell wie Magnesium), da es dabei hilft, Verkalkungen durch zu viel Vitamin D zu vermeiden. Gute Vitamin D-Präparate sind daher bereits standardmäßig mit Magnesium und Vitamin K2-MK7 angereichert.

**Dosierungs-Richtwerte auf einen Blick:**

| | |
|---|---|
| **Vitamin D:** | 2.000 IE (oder 14.000 IE / Woche) |
| **Magnesium:** | 500 mg |
| **Vitamin K2 (MK7):** | 200 Mikrogramm (mcg) |

## Lohnt es sich, den Vitamin D-Spiegel im Blut messen zu lassen? Und wenn ja, auf was sollte ich achten?

Natürlich lohnt sich das. Die Messung von 25-Hydroxyvitamin D (25(OH)D) ist die gängigste Methode zur Bestimmung des Vitamin-D-Spiegels im Blut und wird als zuverlässiger Indikator für den Vitamin-D-Status angesehen. Dies liegt daran, dass 25(OH)D die Hauptform von Vitamin D ist, die im Blut zirkuliert und als Speicherform dient. Ein niedriger 25(OH)D-Spiegel deutet auf einen Vitamin-D-Mangel hin.

Im Gegensatz dazu ist 1,25-Dihydroxyvitamin D (1,25(OH)2D) die aktive Form von Vitamin D, die vom Körper in den Nieren aus 25(OH)D hergestellt wird. Die Konzentration von 1,25(OH)2D im Blut ist normalerweise eng reguliert und spiegelt nicht immer den Gesamt-Vitamin-D-Status wider. Sie kann durch andere Faktoren wie den Calcium- und Phosphatstoffwechsel beeinflusst werden. In einigen Fällen kann die Messung von 1,25(OH)2D zusätzliche Informationen liefern, wenn ein erhöhter Vitamin-D-Bedarf besteht, z.B. bei Patienten mit metabolischem Knochenabbau oder anderen Stoffwechselstörungen. Allerdings kostet ein Vitamin D-Test zwischen 20 und 50 Euro und wird nicht immer von den gesetzlichen Krankenkassen bezahlt!

# Kapitel 4: Die Geschichte des Sonnenbadens

## ▌Die Anfänge des Sonnenbadens

Das Sonnenbaden als Aktivität hat eine lange Geschichte, die bis in die antiken Zivilisationen zurückreicht. Schon vor Tausenden von Jahren erkannten die Menschen die **heilenden** und **wohltuenden** Eigenschaften der Sonne und begannen, diese gezielt zu nutzen. Eine der frühesten bekannten Kulturen, die das Sonnenbaden praktizierten, waren die alten Ägypter. Die ägyptischen Pharaonen und andere Wohlhabende **lagen in der Sonne, um ihre Gesundheit zu verbessern** und sich zu entspannen. Die Ägypter verehrten die Sonne als göttliche Kraft und glaubten an ihre heilenden Eigenschaften. Sie betrachteten das Sonnenbaden als einen Weg, um die Lebensenergie zu stärken und Krankheiten zu heilen. Es war üblich, dass sowohl Männer als auch Frauen ihre Körper der Sonne aussetzten, um ihre Haut zu pflegen und zu revitalisieren. Auch im antiken Rom und Griechenland war das Sonnenbaden weit verbreitet. In den römischen Bädern, die ein integraler Bestandteil des sozialen Lebens waren, gab es spezielle Bereiche, die als „Solarium" bezeichnet wurden. Dort konnten die Menschen in der Sonne liegen und sich entspannen. Ähnliche Praktiken wurden in den griechischen Stadtstaaten beobachtet, wo die Menschen Sonnenterrassen nutzten, um sich zu sonnen und die wohltuende Wirkung der Sonnenstrahlen zu genießen. Sowohl in Rom als auch in Griechenland war das Sonnenbaden nicht nur ein Weg, um die Sonne zu genießen, sondern auch ein soziales Ereignis, bei dem sich die Menschen trafen, um zu plaudern und zu entspannen. Während des Mittelalters verlor das Sonnenbaden jedoch an Popularität. Die Kirche betrachtete es als heidnische Praxis und sündig, was dazu führte, dass die

Menschen ihre Körper unter dicken Kleidern verhüllten, um keiner Sonneneinstrahlung ausgesetzt zu sein. Es wurde angenommen, dass die Sonne die Haut verderben und Krankheiten verursachen könne. Das Sonnenbaden geriet in Vergessenheit und wurde weitgehend als ungesund und unmoralisch angesehen. Erst in der Renaissance, mit dem Wiedererwachen des Interesses an der antiken Kultur, begann sich das Sonnenbaden wieder zu verbreiten. Insbesondere in Italien wurde das Sonnenbaden als Zeichen des Wohlstands und der Schönheit angesehen. Die Italiener begannen, die mediterrane Sonne zu genießen und den damit verbundenen gesunden Teint zu schätzen. Der italienische Adel verbrachte viel Zeit im Freien und förderte das Sonnenbaden als einen Weg, um die Schönheit zu steigern und gesellschaftlichen Status zu signalisieren. Die Künstler der Renaissance malten zahlreiche Gemälde, die Szenen mit sonnenbadenden Menschen darstellten, was das Sonnenbaden weiter popularisierte. Die Geschichte des Sonnenbadens in Europa zeigt, dass es im Laufe der Jahrhunderte verschiedene Phasen der Akzeptanz und Ablehnung durchlaufen hat. Von den glorreichen Tagen im alten Ägypten und der Antike bis zur Ablehnung im Mittelalter und der Renaissance hat das Sonnenbaden eine bemerkenswerte Entwicklung erfahren. Es war einst eng mit der religiösen und kulturellen Überzeugung verbunden und ist heute zu einer beliebten Freizeitaktivität geworden, die mit Entspannung, Schönheitsidealen und dem Streben nach einer gesunden Bräune verknüpft ist.

## Das Zeitalter der Kuren und Seebäder

Das Zeitalter der Kuren und Seebäder, das im 18. und 19. Jahrhundert begann, markiert eine bedeutende Phase in der Geschichte des Sonnenbadens. Während dieser Zeit gewann das Sonnenbaden im Rahmen von Kur- und Badeorten in Europa und den Vereinigten Staaten an Bedeutung. Die Menschen reisten an die Küsten, um die gesundheitlichen Vorteile des Meerwassers und der Sonne zu genießen. Diese Entwicklung hatte weitreichende Auswirkungen auf die Gesellschaft und das Verständnis des Sonnenbadens. Im 18. Jahrhundert entstanden in Europa die ersten Seebäder. Diese Orte, die oft an der Küste gelegen waren, boten den Menschen die Möglichkeit, sich zu erholen, ihre Gesundheit zu verbessern und die Schönheit der Natur zu genießen. Seebäder entwickelten sich zu beliebten Zielen für die Oberschicht und wurden zu sozialen Treffpunkten der wohlhabenden Bevölkerung. Die Idee hinter den Seebädern war, dass das Meerwasser und die frische Seeluft gesundheitsfördernd waren. Die Menschen badeten im Meer, um ihre Haut zu reinigen, ihre Durchblutung zu verbessern und ihre Gesundheit zu stärken. Es wurde angenommen, dass das Meerwasser bestimmte Mineralien und Salze enthielt, die positive Auswirkungen auf den Körper hatten. **Zudem glaubte man, dass die Sonne eine wichtige Rolle bei der Stärkung des Immunsystems spielte.** Die Seebäder wurden zu beliebten Kurorten, an denen Menschen spezielle Kuranwendungen und Therapien erhielten. Sonnenbäder wurden Teil dieser Behandlungen. Die Menschen legten sich an den Strand oder auf spezielle Sonnenliegen und genossen die wohltuende Wirkung der Sonnenstrahlen auf ihren Körper. Dabei war es üblich, dass sowohl Männer als auch Frauen sich sonnten und ihre Körper der Sonne aussetzten. Besonders bekannt wurden in dieser Zeit Seebäder wie Brighton in England, Dieppe in Frankreich, Ostende in Belgien und Coney Island in den Vereinigten Staaten. Diese Orte zogen Menschen aus allen Gesellschaftsschichten an, die nach Entspannung, Erholung und gesundheitlicher Unterstützung suchten. Die Seebäder wurden zu beliebten Urlaubszielen und brachten eine blühende Tourismusindustrie hervor. Das Sonnenbaden hatte während des Zeitalters der Kuren und Seebäder nicht nur gesundheitliche Vorteile, sondern wurde auch mit gesellschaftlichen Aspekten verbunden. Es wurde als soziale Aktivität angesehen, bei der die Menschen Zeit miteinander verbrachten, sich unterhielten und die Sonne genossen. In den Seebädern entstanden luxuriöse Hotels, Promenaden und Unterhaltungsmöglichkeiten, die die Attraktivität der Orte erhöhten. Im 19. Jahrhundert wurde das Sonnenbaden zu einem festen Bestandteil des Seebad-Erlebnisses. Spezielle Sonnenliegen wurden entwickelt, um den Menschen den Komfort zu bieten, den sie beim Sonnenbaden benötigten. Es wurde auch Mode, einen Sonnenschirm oder einen Sonnenhut zu verwenden, um sich vor übermäßiger Sonneneinstrahlung zu schützen. Die Menschen erkannten zunehmend die Bedeutung des Sonnenschutzes, um Sonnenbrände zu vermeiden. Die Entwicklung des Sonnenbadens im Zeitalter der Kuren und Seebäder legte den Grundstein für die spätere Erforschung der Sonnenstrahlung und die Erkenntnis ihrer Auswirkungen auf die Hautgesundheit.

# Aufkommen des Sonnenschutzes

Der Schutz vor den schädlichen Auswirkungen der Sonnenstrahlung hat im Laufe der Zeit an Bedeutung gewonnen. Das Aufkommen des Sonnenschutzes markiert einen wichtigen Meilenstein in der Geschichte des Sonnenbadens und der Hautgesundheit. Im Laufe des 20. Jahrhunderts wurden Sonnenschutzmittel entwickelt, um die Menschen vor Sonnenbränden, vorzeitiger Hautalterung und dem Risiko von Hautkrebs zu schützen.

**Die Entdeckung der UV-Strahlen:**
Die Entdeckung der Ultraviolett (UV)-Strahlen und ihrer schädlichen Auswirkungen auf die Haut war ein wichtiger Durchbruch in der Erforschung des Sonnenschutzes. Im frühen 20. Jahrhundert begannen Wissenschaftler, die verschiedenen Arten von Strahlung, insbesondere UV-Strahlen, zu untersuchen und ihre Wirkungen auf den menschlichen Körper zu erforschen. Es wurde erkannt, dass bestimmte Arten von UV-Strahlen Hautschäden verursachen können, darunter Sonnenbrände, Hautalterung und das Risiko von Hautkrebs.

**Die Entwicklung von Sonnenschutzmitteln:**
In den 1930er Jahren begannen Forscher, Sonnenschutzmittel zu entwickeln, um die Haut vor den schädlichen Auswirkungen der Sonnenstrahlung zu schützen. Diese frühen Sonnenschutzmittel bestanden oft aus natürlichen Substanzen wie Pflanzenextrakten und Mineralien. Eine der ersten Substanzen, die als Sonnenschutz verwendet wurden, war

Zinkoxid. Es bildete eine Schutzschicht auf der Haut, um die UV-Strahlen zu blockieren.

Im Laufe der Jahre wurden Sonnenschutzmittel weiterentwickelt und verbessert. In den 1940er Jahren wurde beispielsweise das erste wasserfeste Sonnenschutzmittel eingeführt. Dies ermöglichte den Menschen, im Wasser zu schwimmen, ohne den Sonnenschutz zu verlieren. Später wurden Sonnenschutzmittel mit höheren Schutzfaktoren entwickelt, um eine bessere Absorption der UV-Strahlen zu gewährleisten.

**Der bewusste Umgang mit der Sonne:**
Parallel zur Entwicklung von Sonnenschutzmitteln wurde auch das Bewusstsein für den richtigen Umgang mit der Sonne geschärft. In den 1960er und 1970er Jahren begannen Gesundheitsexperten und Dermatologen, die Öffentlichkeit über die schädlichen Auswirkungen von übermäßiger Sonneneinstrahlung aufzuklären. Die Menschen wurden über die Risiken von Sonnenbränden, vorzeitiger Hautalterung und Hautkrebs informiert.

Eine wichtige Wendung in der Einstellung zum Sonnenbaden war die Entdeckung des Ozonlochs in den 1980er Jahren. Es wurde festgestellt, dass das dünner werdende Ozon in der Atmosphäre die Durchlässigkeit für UV-Strahlen erhöht, was das Risiko von Hautschäden weiter erhöhte. Diese Entdeckung verstärkte das Bewusstsein für den Schutz vor der Sonne und trug dazu bei, den Einsatz von Sonnenschutzmitteln zu fördern.

**Sonnenschutz und Gesundheitskampagnen:**
Regierungen, Gesundheitsorganisationen und Dermatologen weltweit haben umfangreiche Gesundheitskampagnen gestartet, um das Bewusstsein für den Sonnenschutz zu schärfen. In den letzten Jahrzehnten wurden Botschaften über die Verwendung von Sonnenschutzmitteln, das Tragen von Schutzkleidung wie Hüten und langärmeligen Kleidern, den Aufenthalt im Schatten während der Spitzenzeiten der Sonneneinstrahlung und den Schutz der Augen vor schädlichem UV-Licht verbreitet.

# Kapitel 5: Hautalterung: Ist wirklich die Sonne Schuld?

## So altert die Haut

Das Altern der Haut ist ein komplexer Prozess, der durch eine Kombination von inneren und äußeren Faktoren verursacht wird.

- Kollagen und Elastin sind Proteine, die für die Festigkeit und Elastizität der Haut verantwortlich sind. Mit dem Alter nimmt ihre Produktion ab, was zu Falten und erschlaffter Haut führt.

- Die Produktion von natürlichen Feuchtigkeitsfaktoren und Lipiden, die die Hautbarriere intakt halten, nimmt ab. Dies führt zu trockenerer Haut, die anfälliger für Schäden ist.

- Subkutanes Fett (Unterhautfett) nimmt ab oder wird in andere Bereiche verschoben (z.B. Doppelkinn)

- Altersflecken und eine ungleichmäßige Hautpigmentierung können durch eine ungleichmäßige Verteilung von Melanin verursacht werden, dem Pigment, das der Haut ihre Farbe verleiht.

- Die Durchblutung der Haut nimmt mit dem Alter ab, was die Versorgung der Hautzellen mit Sauerstoff und Nährstoffen beeinträchtigt. Dies trägt zu einem fahlen Teint und einer langsamen Heilung bei.

- Umweltfaktoren wie Luftverschmutzung und Rauchen führen zur Bildung von freien Radikalen, die die Zellen der Haut angreifen und den Alterungsprozess beschleunigen.

- Ein weiterer Aspekt des extrinsischen Alterns ist die Glykation, ein Prozess, bei dem überschüssiger Zucker im Blut an Proteine bindet, darunter Kollagen und Elastin. Dies macht diese Proteine steif und weniger funktional, was zur Hautalterung beiträgt.

Eine Studie *(8)* untersuchte, wie Sonnenstrahlung zum Abbau von Fettgewebe im Gesicht beitragen kann und welche Rolle dabei entzündliche Stoffe, sogenannte Zytokine, spielen. Mit zunehmendem Alter verliert die Haut Fettgewebe, was zu sichtbaren Alterserscheinungen führt. Es ist bekannt, dass bestimmte Zytokine die Umwandlung von Vorläuferzellen in Fettzellen (Adipozyten) verhindern. Die Forscher setzten Hautzellen (Fibroblasten, Keratinozyten) und Hautgewebemodelle künstlicher Sonnenstrahlung aus und untersuchten, ob dies die Produktion von entzündlichen Zytokinen erhöht. Sie fanden heraus, dass durch die Bestrahlung die Produktion von Zytokinen wie IL-11, IL-1α, IL-6 und TNF-α anstieg, die wiederum die Bildung von reifen Fettzellen im Gesicht hemmten. Ein Sonnenschutzmittel konnte die Produktion dieser entzündlichen Zytokine verhindern, wodurch auch der Prozess des Fettabbaus nicht gestört wurde. Die Ergebnisse legen nahe, dass Sonnenstrahlung durch die Förderung von Entzündungen zum Verlust von Gesichtsfett beiträgt, was zur Alterung der Haut führen kann.

Sonnenschutzmittel könnten diesen Prozess verlangsamen oder verhindern und somit dazu beitragen, die Gesichtskonturen länger jung aussehen zu lassen.

Wenn die Haut der Luft ausgesetzt ist, wird sie nicht nur durch intrinsische Alterungsprozesse beeinflusst, sondern auch durch extrinsische Faktoren belastet. Diese Alterungen führen zu sichtbaren Veränderungen in den Hautzellen sowie zu strukturellen und funktionellen Veränderungen in der extrazellulären Matrix, einschließlich Kollagen und Elastin, die für die Festigkeit, Elastizität und Feuchtigkeit der Haut verantwortlich sind.

**Veränderungen durch intrinsische Alterung:**
Die intrinsische Hautalterung ist ein natürlicher Prozess, der auf genetischen und metabolischen Faktoren beruht. In lichtgeschützten Bereichen, wie der Innenseite des Oberarms, ist die Alterung hauptsächlich intrinsisch bedingt, während exponierte Haut zusätzlich durch äußere Faktoren, insbesondere UV-Strahlung, beeinflusst wird.

Mit zunehmendem Alter nimmt die Zellteilung in der Basalzellschicht ab, was zu einer Verdünnung der Epidermis und einer verringerten Austauschfläche zwischen Dermis und Epidermis führt. Dies beeinträchtigt die Nährstoffversorgung und schwächt die Fähigkeit zur Zellvermehrung weiter. Dieser Prozess, bekannt als zelluläre Seneszenz, zeigt sich in einer erhöhten Anzahl seneszenter Zellen in gealterter Haut.

Seneszente Zellen sind Zellen, die aufgehört haben, sich zu teilen, obwohl sie noch am Leben sind und weiterhin Stoffwechselaktivität aufweisen. Diese Zellen haben einen Zustand der dauerhaften Zellzyklusarrest erreicht, was bedeutet, dass sie sich nicht mehr vermehren können, aber dennoch nicht absterben. Sie spielen eine wichtige Rolle in der Alterung und in der Entwicklung altersbedingter Krankheiten. Quercetin und Fesitin sind z.B. zwei Flavonoide aus Pflanzen, die diese seneszenten Zellen eliminieren können.

In der Dermis von lichtgeschützter, gealterter Haut gibt es weniger Mastzellen und Fibroblasten, sowie verdünnte Kollagen- und elastische Fasern. Die Produktion von Prokollagen Typ I ist aufgrund einer Herunterregulierung des TGF-$\beta$/Smad-Signalwegs reduziert. Auch andere Bestandteile der extrazellulären Matrix, wie Elastin und Fibrillin, degenerieren, was die Fähigkeit der Haut, Feuchtigkeit zu speichern, beeinträchtigt.

**Veränderungen durch extrinsische Alterung:**
UV-Strahlung ist der Hauptverursacher der extrinsischen Hautalterung und verantwortlich für etwa 80 % der Gesichtsalterung. Im Gegensatz zur dünneren Epidermis bei intrinsisch gealterter Haut verdickt sich die Epidermis bei UV-Bestrahlung. Das Stratum corneum, die äußerste Schicht, verdickt sich ebenfalls, da der Abbau der Desmosomen beeinträchtigt ist.

Die Reduktion von $\beta$1-Integrin in Basalzellen deutet darauf hin, dass die Zellteilung in diesen Zellen gestört ist. In UVbestrahlter Haut sinkt die Kollagen Typ 7-Produktion, was die Verbindung zwischen Dermis und Epidermis schwächt und zur Faltenbildung beiträgt. Gleichzeitig nimmt Kollagen Typ I durch erhöhten Abbau ab, ein Prozess, der durch verschiedene Proteasen verstärkt wird.

Ein weiteres Zeichen der Lichtalterung ist die Ansammlung von abnormalem elastischen Gewebe tief in der Dermis, bekannt als solare Elastose. UV-Strahlung erhöht die Elastinproduktion, gefolgt von Elastolyse, wobei verkürzte elastische Fasern abgelagert werden. Matrixmetalloproteinasen und Serinproteasen spielen eine Schlüsselrolle beim Abbau von Elastin. Mit zunehmendem Alter verschlechtert sich auch die Funktion der Mikrovaskulatur, bedingt durch endotheliale Dysfunktionen, wie eine reduzierte angiogenetische Kapazität, abweichende Expression von Adhäsionsmolekülen und eine beeinträchtigte Fähigkeit zur Vasodilatation.

An der Hautalterung ist die Sonne also mitverantwortlich. Gleichwohl die Sonne nicht der einzige Grund für die Hautalterung ist. Nichts desto trotz ist die Sonne auch *gesund* für den Menschen. Es ist daher wichtig, auf die Sonne nicht komplett zu verzichten, sondern stattdessen die UV-Schutzmaßnahmen, die sowohl orale als auch äußerliche Maßnahmen umfassen und die hier im Buch vorgestellt werden, umzusetzen. Im Kapitel *„Medizin aus der Natur gegen Hautalterung"* finden Sie dazu umfangreiche Informationen.

# Kapitel 6: Sonnenschutzmittel & Solarien auf dem Prüfstand

## Sind herkömmliche Sonnencremes ungesund?

Bei herkömmlichen Sonnencremes- bzw. Sprays gibt es Bedenken hinsichtlich einiger Inhaltsstoffe, die in diesen Produkten verwendet werden.

Einige chemische UV-Filter wie **Oxybenzon, Octinoxat** und **Homosalat** stehen im Verdacht, hormonell wirksam zu sein. Dies bedeutet, dass sie in den Hormonhaushalt des Körpers eingreifen könnten, was besonders bei häufiger Anwendung problematisch sein könnte.

**Zinkoxid und Titandioxid:**
Diese mineralischen Filter werden oft in Nanopartikelgröße verwendet, um einen weißen Film auf der Haut zu vermeiden. Es gibt Bedenken, dass diese Nanopartikel in die Haut eindringen und gesundheitsschädlich sein könnten, obwohl aktuelle Forschungsergebnisse darauf hindeuten, dass sie in *intakter* Haut nicht tief eindringen. Allerdings ist die Hautbarriere nicht immer intakt. Z.B. bei Insektenstichen oder einigen Hauterkrankungen wie Akne oder Ekzemen.

**Octocrylen** ist ein weiterer chemischer UV-Filter, der häufig in Sonnenschutzmitteln verwendet wird, um die Haut vor UVB- und teilweise auch vor UVA-Strahlung zu schützen. In den letzten Jahren sind jedoch Bedenken hinsichtlich seiner Sicherheit aufgekommen.

Octocrylen ist relativ stabil gegenüber Licht, was es zu einem beliebten Inhaltsstoff macht, weil es die Wirksamkeit von Sonnenschutzmitteln über einen längeren Zeitraum aufrechterhält. Es wurde festgestellt, dass Octocrylen im Laufe der Zeit zu **Benzophenon** abbauen kann, einem potenziell krebserregenden und hormonell wirksamen Stoff. Dies geschieht besonders, wenn das Produkt alt oder unsachgemäß gelagert wird. Ähnlich wie andere chemische UV-Filter gibt es Hinweise darauf, dass Octocrylen eine hormonelle Aktivität aufweisen könnte, was bei langfristiger Anwendung gesundheitliche Auswirkungen haben könnte. Wie andere chemische UV-Filter kann auch Octocrylen in die Umwelt gelangen, insbesondere in Gewässer, und potenziell schädliche Auswirkungen auf Meereslebewesen haben.

**Titandioxid (TiO$_2$)** ist ein weit verbreiteter mineralischer UV-Filter in Sonnenschutzmitteln. Es reflektiert und streut UV-Strahlen, wodurch die Haut vor schädlicher UVB- und UVA-Strahlung geschützt wird. Während Titandioxid als sicherer gilt als viele chemische UV-Filter, gibt es dennoch einige Aspekte, die diskutiert werden. In Sonnenschutzmitteln wird Titandioxid oft in Form von **Nanopartikeln** verwendet, um zu verhindern, dass das Produkt einen weißen Film auf der Haut hinterlässt. Nanopartikel sind extrem klein, was die Frage aufgeworfen hat, ob sie durch die Haut in den Körper gelangen und gesundheitliche Probleme verursachen könnten. Die meisten Studien deuten darauf hin, dass *intakte* Haut Nanopartikel nicht in tiefe Hautschichten aufnimmt, sodass sie keine systemischen Gesundheitsrisiken darstellen. Bei beschädigter Haut könnten jedoch potenzielle Risiken bestehen.

Ein großes Thema ist die Inhalation von **Titandioxid-Nanopartikeln**, etwa in Form von **Sprays** oder **Puder.** Die Inhalation von Titandioxid wurde in industriellen Umgebungen als möglicherweise krebserregend eingestuft, wenn es in großen Mengen und über längere Zeiträume eingeatmet wird. **Titandioxid gilt als sehr gut verträglich und löst selten Allergien oder Hautreizungen aus**, was es zu einer bevorzugten Wahl für Menschen mit empfindlicher Haut macht. Titandioxid wird im Allgemeinen als umweltfreundlicher angesehen als viele chemische UV-Filter, da es keine schädlichen Auswirkungen auf Korallenriffe hat. Allerdings gibt es noch Diskussionen über die langfristigen Auswirkungen von Titandioxid-Nanopartikeln in der Umwelt, insbesondere in marinen Ökosystemen.

# Natürliche Sonnenschutzmittel

## Titandioxid:

Erreicht einen LSF von maximal 38 *(Studie 9)* und ist daher der stärkste natürliche UV-Filter. Titandioxid ist ein Oxid des Metalls Titan. Es kommt in verschiedenen Kristallstrukturen vor, wobei die beiden häufigsten Formen Rutil und Anatas sind. Titandioxid hat eine hohe Brechkraft, was es besonders effektiv darin macht, Licht zu streuen. Diese Eigenschaft verleiht ihm eine hervorragende Deckkraft, weshalb es oft als Weißpigment verwendet wird. Es ist chemisch stabil, ungiftig und hat eine hohe Beständigkeit gegen Hitze und Licht, was es zu einem idealen Zusatzstoff für viele industrielle Anwendungen macht. Für den Einsatz in Sonnencremes und Kosmetika wird Titandioxid normalerweise in einer stabilen Suspension oder Dispersion in einem Trägeröl oder einer Cremebasis verwendet, ohne dass es sich tatsächlich löst.

Es ist möglich, eine **Sonnenmilch selbst herzustellen**, indem man Titandioxid-Pulver in eine geeignete Basis wie Öl, Wachs und Emulgatoren mischt. Hier sind einige wichtige Überlegungen und Schritte für die Herstellung:

### Zutaten:

Basisöl: Kokosöl, Jojobaöl, oder ein anderes leichtes Pflanzenöl. Wachse und Emulgatoren: Bienenwachs oder Emulgatoren, um die Mischung stabil zu halten. **Verwenden Sie nicht-nano Titandioxid, um sicherzustellen, dass die Partikel auf der Hautoberfläche bleiben und nicht in den Körper eindringen.**

**Optionale Zutaten:** Sheabutter, Aloe Vera, ätherische Öle (ohne photosensibilisierende Wirkung) für zusätzliche Pflege und Duft.

### Konzentration des Titandioxids:

In kommerziellen Sonnenschutzmitteln liegt die Konzentration von Titandioxid in der Regel **zwischen 2% und 25%**. Eine Konzentration von etwa 20% Titandioxid in der Gesamtmischung bietet einen angemessenen Lichtschutzfaktor und wird häufig verwendet, um einen LSF von etwa 20-30 zu erzielen. Höhere Konzentrationen von Titandioxid können zu einem stärkeren weißelnden Effekt auf der Haut führen, was möglicherweise als ästhetisch störend empfunden wird.

### Herstellungsverfahren:

Erhitzen Sie die Basisöle und Wachse sanft in einem Wasserbad, bis sie geschmolzen und vollständig vermischt sind. Einmischen des Titandioxids: Sieben Sie das Titandioxid-Pulver langsam in die warme Mischung und rühren Sie kontinuierlich um, bis es gleichmäßig verteilt ist. Lassen die Mischung bei Raumtemperatur abkühlen, während Sie weiter rühren, um eine homogene Verteilung des Titandioxids zu gewährleisten. Füllen Sie die fertige Sonnenmilch in saubere, luftdichte Behälter ab. Testen Sie das Produkt auf einer kleinen Hautpartie, um sicherzustellen, dass keine Allergien oder Irritationen auftreten. **Selbstgemachte Sonnenmilch sollte kühl und dunkel gelagert werden, um die Stabilität der**

**Inhaltsstoffe zu erhalten.** Der genaue Lichtschutzfaktor kann in einer Heimproduktion schwer zu bestimmen sein, daher sollte zusätzliche Vorsicht walten, indem Sie regelmäßig nachcremen.

## Zinkoxid:

Zinkoxid (chemische Formel: ZnO) ist ein weißes, pulverförmiges Mineral, das in der Natur als Zinkit vorkommt, jedoch oft synthetisch hergestellt wird. Es ist ein vielseitiger Stoff mit zahlreichen Anwendungen in der Industrie, Medizin und Kosmetik. Zinkoxid ist ein anorganisches, amphoteres Oxid des Zinks. Es ist in Wasser unlöslich, kann aber in Säuren und Basen gelöst werden.

Zinkoxid ist bekannt für seine Fähigkeit, UV-Strahlen zu absorbieren und zu reflektieren, was es zu einem effektiven UV-Filter macht. Es besitzt auch natürliche antimikrobielle Eigenschaften, weshalb es in der Medizin und Hautpflege häufig verwendet wird. Der Lichtschutzfaktor (LSF) von **Zinkoxid** kann je nach Konzentration im Produkt variieren, aber typischerweise liegt er bei **maximal 10** (in der höchsten Konzentration von 25% Zinkoxid, *Studie 9*). Es gibt im Handel fertige Salben mit 25% Zinkoxid. Auch wenn diese nicht explizit als Sonnenschutzmittel angepriesen werden, sondern als Hautpflegeprodukt oder zur Wundheilung.

## Kokosöl und Olivenöl:

Kokosöl und Olivenöl haben einen natürlichen Lichtschutzfaktor von etwa 6 bis 7, was sehr niedrig ist, aber es kann einen gewissen Schutz bieten.

## Sollte man eine Sonnenbrille tragen?

Sonnenbrillen sind heutzutage ein alltägliches Accessoire, das viele Menschen tragen, um ihre Augen vor den schädlichen Auswirkungen der Sonnenstrahlung zu schützen. Dennoch gibt es überzeugende Argumente dafür, warum es besser ist, auf Sonnenbrillen im Alltag zu verzichten und sie nur in speziellen Situationen, wie in den Bergen, zu verwenden. In diesem Kapitel werde ich erläutern, warum der ständige Gebrauch von Sonnenbrillen die Augen **empfindlicher** macht und warum es in den meisten Fällen besser ist, sich an das natürliche Sonnenlicht zu gewöhnen.

### 1. Anpassung der Augen an das natürliche Licht

Der menschliche Körper, einschließlich der Augen, hat sich über Millionen von Jahren an die natürlichen Lichtverhältnisse der Erde angepasst. Die Augen sind in der Lage, sich an unterschiedliche Lichtintensitäten anzupassen, indem sie die Pupillen erweitern oder verengen und die Lichtmenge, die auf die Netzhaut fällt, regulieren. Trägt man jedoch ständig eine Sonnenbrille, wird dieser natürliche Anpassungsmechanismus gestört. Die Sonnenbrille reduziert die Lichtmenge, die in die Augen gelangt, wodurch die Augen „lernen", sich auf diese künstlich gedämpfte Helligkeit einzustellen. Dies führt dazu, dass die Augen überempfindlich gegenüber Sonnenlicht werden, wenn die Sonnenbrille nicht getragen wird.

## 2. Die Augen werden empfindlicher

Ein weiteres Problem beim ständigen Tragen von Sonnenbrillen ist, dass die Augen allmählich empfindlicher gegenüber Sonnenlicht werden. Da sie sich an das gedämpfte Licht gewöhnen, sind sie weniger in der Lage, sich an helles Licht anzupassen, was zu erhöhter Blendempfindlichkeit und Unwohlsein führen kann. Diese Überempfindlichkeit kann dazu führen, dass man sich zunehmend auf Sonnenbrillen verlässt, wodurch ein Teufelskreis entsteht: Je öfter man eine Sonnenbrille trägt, desto empfindlicher werden die Augen und desto mehr ist man auf die Sonnenbrille angewiesen.

## 3. Sonnenbrillen und das Fehlen natürlicher Lichtreize

Natürliches Sonnenlicht ist wichtig für die Gesundheit der Augen und des gesamten Körpers. Es regt die Produktion von Vitamin D an und fördert die Ausschüttung von Serotonin, einem Hormon, das die Stimmung hebt. Außerdem hilft natürliches Licht, den Rhythmus zu regulieren, der für einen gesunden Schlaf-Wach-Rhythmus verantwortlich ist. Indem man ständig eine Sonnenbrille trägt, entzieht man dem Körper diese natürlichen Lichtreize, was langfristig negative Auswirkungen auf die allgemeine Gesundheit haben kann.

## 4. Der besondere Fall: Sonnenbrillen in den Bergen

In den Bergen ist die Sonnenstrahlung aufgrund der Höhe und der Reflexion von Schnee oder Eis wesentlich intensiver. Hier ist der Körper nicht an die erhöhte UV-Strahlung gewöhnt und die Augen sind besonders gefährdet, Schaden zu nehmen. In solchen extremen Umgebungen ist das Tragen einer Sonnenbrille tatsächlich ratsam und notwendig, um ernsthafte

Augenschäden wie Schneeblindheit zu verhindern. Schneeblindheit ist eine schmerzhafte Entzündung der Hornhaut, die durch intensive UV-Strahlung verursacht wird, die von Schnee oder Eis reflektiert wird.

Insgesamt lässt sich sagen, dass es im Alltag besser ist, auf Sonnenbrillen zu verzichten, damit die Augen sich an das natürliche Licht gewöhnen und ihre Fähigkeit zur Anpassung an verschiedene Lichtverhältnisse erhalten bleibt. Der ständige Gebrauch von Sonnenbrillen kann zu einer Überempfindlichkeit der Augen führen, was wiederum die Abhängigkeit von Sonnenbrillen verstärkt. Sonnenbrillen sollten nur in extremen Bedingungen, wie in den Bergen, getragen werden, wo die UV-Strahlung besonders intensiv ist und der Körper nicht daran gewöhnt ist. Indem man den natürlichen Lichtverhältnissen ausgesetzt bleibt, unterstützt man die Gesundheit der Augen und des gesamten Körpers.

## Was bedeuten die verschiedenen Lichtschutzfaktoren?

Die verschiedenen Lichtschutzfaktoren (LSF) bei Sonnencremes geben an, wie gut eine Sonnencreme die Haut vor den schädlichen Auswirkungen der ultravioletten Strahlung (UV-Strahlung) der Sonne schützt. Der Lichtschutzfaktor bezieht sich hauptsächlich auf den Schutz vor UVB-Strahlung, die für Sonnenbrand verantwortlich ist und das Risiko für Hautkrebs erhöht. Hier ist eine Übersicht, was die verschiedenen LSFs bedeuten:

Der Lichtschutzfaktor gibt an, wie viel länger Sie mit Sonnencreme in der Sonne bleiben können, ohne einen Sonnenbrand zu bekommen, im Vergleich zur ungeschützten Haut.

*Beispiel:* Wenn Sie normalerweise nach 10 Minuten in der Sonne ohne Schutz einen Sonnenbrand bekommen, bedeutet ein LSF 30, dass du theoretisch 30-mal länger, also etwa 300 Minuten, in der Sonne bleiben können, ohne einen Sonnenbrand zu bekommen.

## Bedeutung der LSF-Werte:

**LSF 6 - 10 (niedriger Schutz):**
Diese Sonnencremes bieten nur einen geringen Schutz vor UVB-Strahlen. Sie eignen sich für Personen mit dunklerer Haut oder für Situationen mit sehr niedriger Sonnenexposition.

**LSF 15 - 25 (mittlerer Schutz):**
Dieser Schutz ist für Menschen mit etwas empfindlicherer Haut geeignet, die gelegentlich in der Sonne sind, etwa bei einem kurzen Spaziergang. Es bietet einen moderaten Schutz vor Sonnenbrand.

**LSF 30 - 50 (hoher Schutz):**
Diese Produkte bieten einen hohen Schutz vor Sonnenbrand und sind gut geeignet für Menschen mit heller Haut oder bei starker Sonneneinstrahlung, z.B. im Sommer oder in südlichen Ländern.

**LSF 50+ (sehr hoher Schutz):**
Sonnencremes mit LSF 50+ bieten den maximal möglichen Schutz und sind für Menschen mit sehr heller, empfindlicher Haut oder in extremen Bedingungen, wie in den Bergen oder am Strand, empfehlenswert.

## Wirkungsweise des Lichtschutzfaktors:

Der LSF bezieht sich nur auf den Schutz vor UVB-Strahlen. Um auch vor UVA-Strahlen geschützt zu sein, die tiefere Hautschichten schädigen und zu Hautalterung sowie Hautkrebs beitragen können, sollte die Sonnencreme zusätzlich einen Schutz vor UVA-Strahlen bieten. Dies wird oft durch ein spezielles UVA-Siegel oder ein kreisförmiges Symbol mit *UVA* auf der Verpackung gekennzeichnet.

Der angegebene LSF basiert auf der Annahme, dass die Sonnencreme in ausreichender Menge (etwa 2 mg/cm$^2$ Haut) aufgetragen wird. In der Praxis verwenden viele Menschen zu wenig Sonnencreme, was den tatsächlichen Schutz verringert. Der LSF berücksichtigt nicht, dass die Sonnencreme im Laufe des Tages durch Schwitzen, Schwimmen oder Abrieb abgetragen wird. Daher sollte die Anwendung regelmäßig erneuert werden, insbesondere nach dem Schwimmen oder Abtrocknen.

Menschen mit Hauterkrankungen, Allergien oder besonders empfindlicher Haut sollten spezielle Sonnencremes mit mineralischen Filtern oder ohne Duftstoffe wählen.

## Wie schädlich sind Solarien?

Solarien sind in der Regel **schädlicher** als normale UV-Strahlung durch die Sonne, und das aus mehreren Gründen:

**1. Art der UV-Strahlung**

Solarien emittieren eine hohe Konzentration an UVA-Strahlen, die tiefer in die Haut eindringen als UVB-Strahlen. UVA-Strahlen sind besonders gefährlich, weil sie das Risiko für Hautalterung (Faltenbildung, Elastizitätsverlust) und die Entwicklung von Hautkrebs, insbesondere des malignen Melanoms, erhöhen. Während die Sonne sowohl UVA- als auch UVB-Strahlen aussendet, sind die UVA-Strahlen in Solarien oft viel intensiver, was die Schädigung der Haut beschleunigt. UVB-Strahlen, die in der Sonne stärker vertreten sind, verursachen Sonnenbrände und sind direkt mit DNA-Schäden und der Entstehung von Hautkrebs verbunden. Obwohl Solarien oft weniger UVB-Strahlen abgeben, sind die hohen Dosen an UVA-Strahlen ebenso schädlich, wenn nicht sogar schädlicher, da sie tiefer in die Haut eindringen und langfristige Schäden verursachen können.

**2. Kontinuierliche und gleichmäßige Exposition**

Im Gegensatz zur natürlichen Sonne, bei der die Intensität der UV-Strahlung je nach Tageszeit, Jahreszeit und geografischer Lage variiert, bieten Solarien eine kontinuierlich hohe UV-Belastung. Dies bedeutet, dass die Haut einer konstanten, intensiven Strahlung ausgesetzt ist, was das Risiko für Hautschäden und Hautkrebs erhöht.

## 3. Künstlich erzeugte Strahlung

Intensität der Bestrahlung: Solarien sind so konzipiert, dass sie eine schnelle Bräunung ermöglichen, was oft bedeutet, dass die UV-Strahlung intensiver ist als die durchschnittliche Strahlung, die man von der Sonne bekommt. Diese intensivere Strahlung über kurze Zeiträume hinweg kann die Haut stärker belasten als eine vergleichbare Zeit in der natürlichen Sonne.

## Studien:

In einer Studie *(10)* in Norwegen wurde untersucht, wie stark die UV-Strahlung in Solarien ist und ob sie den geltenden Vorschriften entsprechen. Zudem wurde überprüft, ob lokale Inspektionen, die seit 2004 durchgeführt werden, die Einhaltung der Vorschriften verbessern konnten. Im Jahr 2008 wurden in sechs Regionen Norwegens 78 Solarien ausgewählt, von denen einige in Gemeinden mit und andere in Gemeinden ohne regelmäßige Kontrollen lagen. In 194 von 410 überprüften Solarien wurde die UV-Strahlung gemessen. **Die Ergebnisse zeigten, dass die meisten Solarien eine höhere UV-Strahlung abgeben, als es die Vorschriften erlauben. Nur 23 % der Solarien lagen innerhalb der sicheren Grenzwerte für UV-Strahlung. Die gemessene UV-Strahlung in den Solarien war teilweise bis zu 3,7-mal stärker als die UVB-Strahlung und bis zu 26-mal stärker als die UVA-Strahlung der Sommersonne in Oslo.** Zudem stellte sich heraus, dass fast 90 % der Solarien unbeaufsichtigt waren, was bedeutet, dass Nutzer oft ohne Beratung über die Gefahren der UV-Strahlung blieben.

Auch wenn sich die Einhaltung der Vorschriften im Vergleich zu früheren Studien verbessert hat, ist die Gesamtbelastung durch UV-Strahlung nicht gesunken. Im Gegenteil, die höhere UVA-Strahlung im Jahr 2008 machte Solarien noch gefährlicher als die natürliche Sonne. Interessanterweise wurde festgestellt, dass in Gemeinden mit Inspektionen die Vorschriften zwar besser eingehalten wurden, aber die Strahlungswerte dennoch höher waren als in Gemeinden ohne Inspektionen. Dies deutet darauf hin, dass die Risiken der Nutzung von Solarien, insbesondere durch unvorhersehbare UV-Strahlung und mangelnde Kundenberatung, weiterhin hoch sind.

In Studien *(11, 12)*, konnte jedoch durch die moderate und verantwortungsbewusste Nutzung von Solarien <u>kein</u> erhöhtes Melanom-Risiko nachgewiesen werden.

# Kapitel 7: Die Sonne als Heilmittel gegen Krankheiten

## Krebs

Seit über 50 Jahren belegen medizinische Fachpublikationen, dass regelmäßiges Sonnenbaden mit einer deutlichen **Reduktion** der Krebsfälle und Sterblichkeitsraten verbunden ist. Aktuelle Forschungsergebnisse deuten auf einen kausalen Zusammenhang hin, der über die Vitamin-D-Stoffwechselwege des Körpers vermittelt wird. Die Studien *(6)* zeigen, dass:

- Die Aktivierung durch Sonnenlicht unsere effektivste Art ist, Vitamin D zu produzieren.

- Regelmäßige Sonnenexposition und damit verbundene Vitamin-D-Aufnahme das Wachstum von **Brust- und Dickdarmkrebszellen** hemmt und die Sterblichkeitsraten bei diesen Krebsarten erheblich reduziert.

- Vitamin-D-Metaboliten die Differenzierung von **Leukämie- und Lymphomzellen** induziert haben, das Überleben leukämischer Mäuse verlängerten und bei Lymphompatienten mit hohen Vitamin-D-Rezeptorspiegeln im Tumorgewebe zu vollständigen und teilweisen klinischen Reaktionen führten.

- Sonnenlicht hat einen paradoxen Zusammenhang mit **Melanomen (schwarzer Hautkrebs):** Während schwerer Sonnenbrand Melanome auslösen kann, **hemmt regelmäßige und moderate Sonnenexposition über längere Zeiträume deren Entwicklung.**

- Häufige und regelmäßige Sonnenexposition führt zu einer Krebssterblichkeitsrate von **0,3 %** und etwa 2.000 Todesfällen pro Jahr in den USA, **verhindert aber gleichzeitig Krebs mit einer Sterblichkeitsrate von 20-65 %** und etwa 138.000 Todesfällen jährlich in den USA.

- Es gibt Hinweise darauf, dass der 17-prozentige Anstieg der Brustkrebsinzidenz im Jahr 1991-1992 möglicherweise auf die weitverbreiteten Sonnenschutzempfehlungen der vorhergehenden Dekade zurückzuführen ist, die mit der Verfügbarkeit effektiver Sonnenschutzmittel einhergingen.

- Epidemiologische Trends deuten darauf hin, dass jährlich etwa 30.000 Krebstodesfälle in den USA durch die breite Einführung regelmäßiger, moderater Sonnenexposition verhindert werden könnten.

Eine bevölkerungsbasierte Fall-Kontroll-Studie *(7)* in Puerto Rico untersuchte den Zusammenhang zwischen Sonnenexposition und Brustkrebsrisiko bei Frauen im Großraum San Juan. Frühere Untersuchungen fanden in Regionen mit saisonalen Schwankungen der UV-Strahlung statt und konzentrierten sich überwiegend auf Teilnehmer europäischer Abstammung. Puerto Rico zeichnet sich durch konstante, hohe UV-Strahlung aus und bietet daher eine einzigartige Gelegenheit zur Untersuchung dieses Zusammenhangs. Die Studie ermittelte einen kumulativen Sonnenexpositionsindex (SEI), indem das Reflexionsvermögen von sonnenexponierter und nicht exponierter Haut mit einem Chromameter gemessen wurde. Insgesamt wurden 307 Brustkrebsfälle und 328 Kontrollpersonen einbezogen. Die Forscher bestimmten Risikofaktoren für Brustkrebs mithilfe von Interviewfragebögen. **Die Ergebnisse zeigten, dass Frauen mit der höchsten Sonneneinstrahlung ein signifikant niedrigeres Brustkrebsrisiko aufwiesen.** Dieser Zusammenhang war unabhängig vom Östrogenrezeptorstatus der Tumoren. Darüber hinaus ergab die Stratifizierung nach Hautpigmentierung, dass bei Frauen mit dunklerer Hautfarbe das Brustkrebsrisiko mit zunehmender Sonneneinstrahlung noch weiter sank. Zusammenfassend fand die Studie ein geringeres Brustkrebsrisiko bei stärkerer Sonnenexposition in einer Bevölkerung, die kontinuierlich hoher UV-Strahlung ausgesetzt ist.

# Diabetes

Diabetes mellitus ist eine chronische Erkrankung, die durch hohe Blutzuckerspiegel (Hyperglykämie) gekennzeichnet ist. Dies geschieht, weil der Körper entweder nicht genügend Insulin produziert oder das produzierte Insulin es nicht schafft, den Zucker aus dem Blut in die Zellen zu schleusen. In der Regel aufgrund einer Verfettung der Zellen. Insulin ist ein Hormon, das von der Bauchspeicheldrüse produziert wird und eine entscheidende Rolle bei der Regulierung des Blutzuckerspiegels spielt.

In einer Studie *(13)* wurde untersucht, ob Sonnenlicht (UV-Strahlung) oder Vitamin-D-Ergänzungen die Entwicklung von Fettleibigkeit und Typ-2-Diabetes beeinflussen können. Obwohl viel darüber geforscht wurde, ob Vitamin D helfen kann, diese Erkrankungen zu verhindern, konnten klinische Studien keinen klaren Nutzen von Vitamin-D-Ergänzungen nachweisen. Interessanterweise zeigen Studien, dass Menschen mit höherem Body-Mass-Index (BMI) oft niedrigere Vitamin-D-Spiegel haben, was möglicherweise auch auf eine geringere Sonnenlichtexposition zurückzuführen ist. In der Studie wurden Mäuse verwendet, um zu testen, ob UV-Strahlung oder Vitamin-D-Ergänzungen die Gewichtszunahme und die Entwicklung von Typ-2-Diabetes beeinflussen können. **Die Ergebnisse zeigten, dass UV-Strahlung signifikant die Gewichtszunahme, Glukoseintoleranz, Insulinresistenz und nichtalkoholische Fettlebererkrankungen bei den Mäusen reduzierte.** Außerdem sanken die Blutwerte für Insulin, Glukose und Cholesterin. **Diese positiven Effekte konnten jedoch durch**

**Vitamin-D-Ergänzungen allein nicht erreicht werden.** Zusätzliche Untersuchungen zeigten, dass Stickstoffmonoxid (NO), ein Molekül, das durch Sonnenlicht in der Haut produziert wird, viele der positiven Effekte der UV-Strahlung nachahmen kann. Die Studie legt nahe, dass Sonnenlicht möglicherweise ein wirksames Mittel zur Verhinderung von Fettleibigkeit und metabolischem Syndrom sein kann, und zwar durch Mechanismen, die von Vitamin D unabhängig sind.

Eine weitere Studie *(14)* untersuchte, wie ultraviolette Strahlung (UVR) aus Sonnenlicht möglicherweise die Entwicklung von Fettleibigkeit sowie zwei ihrer häufigen Begleiterkrankungen, Typ-2-Diabetes und das metabolische Syndrom, beeinflusst. Die Studie diskutiert sowohl die potenziellen Vorteile als auch die möglichen Nachteile der UV-Exposition, indem sie Beweise aus verschiedenen Forschungsbereichen wie präklinischen, epidemiologischen und klinischen Studien betrachtet. Besonders untersucht wird die Rolle von UV-induzierten Substanzen wie Vitamin D und Stickstoffmonoxid (NO). **Die neuen Erkenntnisse deuten darauf hin, dass UV-Strahlung und Sonneneinstrahlung eine schützende Wirkung gegen die Entwicklung von Fettleibigkeit und damit verbundene kardiometabolische Störungen haben.** Dennoch sind weitere Studien notwendig, um die direkten Zusammenhänge und Auswirkungen der Sonnenexposition auf den Menschen genauer zu erforschen.

## Autoimmunkrankheiten

Autoimmunerkrankungen sind Krankheiten, bei denen das Immunsystem des Körpers fälschlicherweise seine eigenen Zellen und Gewebe angreift, anstatt nur Krankheitserreger wie Bakterien und Viren zu bekämpfen. Normalerweise erkennt das Immunsystem fremde Eindringlinge und bekämpft diese, während die eigenen Zellen in Ruhe gelassen werden. Bei Autoimmunerkrankungen gerät dieses System jedoch aus dem Gleichgewicht, und das Immunsystem beginnt, die körpereigenen Zellen als Bedrohung zu betrachten und zu schädigen. Die Ursachen für Autoimmunerkrankungen sind oft komplex und können genetische Veranlagung, Umweltfaktoren und hormonelle Veränderungen umfassen. Es gibt viele verschiedene Arten von Autoimmunerkrankungen, die unterschiedliche Körperteile betreffen. Zum Beispiel greift die rheumatoide Arthritis vor allem die Gelenke an, während der Typ-1-Diabetes die insulinproduzierenden Zellen der Bauchspeicheldrüse zerstört. Andere Beispiele sind Multiple Sklerose, bei der das Nervensystem betroffen ist, und Lupus erythematodes, der mehrere Organsysteme beeinflussen kann.

Die Symptome variieren je nach betroffener Körperregion und Schweregrad der Erkrankung, beinhalten aber häufig Müdigkeit, Schmerzen, Schwellungen und Funktionsstörungen der betroffenen Organe oder Gewebe. Autoimmunerkrankungen sind oft chronisch und können über die Lebenszeit eines Menschen bestehen bleiben. Die Behandlung zielt in der Regel darauf ab, das Immunsystem zu regulieren und die Symptome zu lindern, um die Lebensqualität der Betroffenen zu verbessern.

Wissenschaftler untersuchten hauptsächlich die positiven Auswirkungen der Sonnenstrahlung (UV-Strahlung) auf die menschliche Gesundheit. UV-Strahlung hat entzündungshemmende und immunsuppressive Effekte auf die Haut, was bei der Behandlung von Hauterkrankungen wie Psoriasis, atopischer Dermatitis und Vitiligo hilfreich sein kann. Während UV-Strahlung bei bestimmten Erkrankungen wie der polymorphen Lichtdermatose und systemischem Lupus erythematodes Hautreaktionen auslösen kann, profitieren manche Menschen von den immunmodulatorischen Effekten der UV-Strahlung. Für systemische Erkrankungen wie Multiple Sklerose, Typ-1-Diabetes, Asthma, Schizophrenie, Autismus und Herz-Kreislauf-Erkrankungen sind die positiven Auswirkungen der UV-Strahlung noch spekulativ, könnten aber durch UV-induzierte Substanzen wie 1,25-Dihydroxyvitamin D3, Interleukin-10 und Stickstoffmonoxid bedingt sein. **Ein Mangel an UV-Strahlung kann das Risiko für verschiedene entzündliche, allergische und Autoimmunerkrankungen erhöhen, auch bei Erkrankungen, die früh im Leben beginnen.** Dies deutet darauf hin, dass UV-induzierte Moleküle die Entwicklung von Organen und die Reifung von Zellen beeinflussen können *(Studie 15)*.

Eine weitere Studie *(16)* untersuchte, wie Umweltbedingungen, insbesondere die UVB-Strahlung der Sonne, Autoimmunerkrankungen wie Multiple Sklerose (MS) beeinflussen können. Die Forscher wollten herausfinden, wie UVB-Licht auf die Haut wirkt und wie diese Wirkung die Autoimmunität im zentralen Nervensystem (ZNS) beeinflusst. Um das herauszufinden, wurde UVB-Licht bei Mäusen getestet, die ein Modell für ZNS-Autoimmunität darstellen. Zudem wurden MS-Patienten mit UVB-Phototherapie behandelt. Die Wissenschaftler untersuchten dabei Hautproben, Blutserum und Immunzellen, um die Effekte zu verstehen. **Die Ergebnisse zeigten, dass UVB-Strahlung in der Haut regulatorische T-Zellen (Tregs) produziert, die in den Hautlymphknoten entstehen und dann ins Blut, die Milz und das ZNS wandern. Diese Tregs helfen, die Entzündungen zu verringern und die Krankheitssymptome zu lindern.** Auch spezielle Zellen in der Haut, sogenannte dendritische Zellen, sind wichtig für diese Wirkung, da sie die Bildung von Tregs durch UVB-Strahlung fördern. Bei MS-Patienten, die UVB-Phototherapie erhielten, stiegen die Treg-Zahlen und es gab eine Verringerung eines Entzündungsmarkers, begleitet von erhöhten Vitamin-D-Spiegeln im Blut. **Die Studie deutet darauf hin, dass UVB-Strahlung die Immunreaktionen im ganzen Körper beeinflussen und die Symptome von Autoimmunerkrankungen wie MS lindern kann. Dies geschieht durch die Förderung von Tregs und bestimmten dendritischen Zellen, die die Entzündungsreaktionen regulieren.**

## Allergien

Allergien sind Überempfindlichkeitsreaktionen des Immunsystems auf bestimmte Substanzen, die als Allergene bezeichnet werden. Normalerweise reagiert das Immunsystem auf schädliche Eindringlinge wie Bakterien und Viren, aber bei Allergikern erkennt es bestimmte harmlose Stoffe fälschlicherweise als Bedrohung. Diese Allergene können Dinge wie Pollen, Tierhaare, bestimmte Nahrungsmittel oder Insektengifte sein. Wenn jemand allergisch auf ein bestimmtes Allergen reagiert, produziert das Immunsystem spezielle Antikörper, die IgE genannt werden. Diese Antikörper lösen eine Kaskade von Reaktionen aus, bei der bestimmte Zellen des Immunsystems, wie Mastzellen, Histamin und andere chemische Botenstoffe freisetzen. Diese Botenstoffe verursachen die typischen Allergiesymptome, wie Juckreiz, Schwellungen, Rötungen, laufende Nase, Atembeschwerden oder Hautausschläge. Die Symptome einer Allergie können von leichtem Unbehagen bis hin zu schweren Reaktionen wie Anaphylaxie reichen, einer potenziell lebensbedrohlichen Situation, die sofortige medizinische Hilfe erfordert. Allergien können in jedem Alter auftreten und sich mit der Zeit verändern, indem neue Allergien hinzukommen oder bestehende sich verschlimmern oder verbessern. Die Behandlung von Allergien umfasst oft die Vermeidung der Allergene, Medikamente zur Linderung der Symptome und in einigen Fällen eine spezifische Immuntherapie, bei der der Körper langsam an das Allergen gewöhnt wird, um die Reaktionen zu reduzieren.

In einer Studie *(17)* wurde untersucht, ob Sonnenexposition in der Kindheit und Jugend die Entwicklung von Allergien beeinflussen kann. Die Forscher verfolgten 415 Teilnehmer über 16 Jahre, beginnend mit ihrer Geburt, und notierten, wie lange sie täglich in den Sommermonaten der Sonne ausgesetzt waren, als sie 8 und 16 Jahre alt waren. Sie untersuchten, ob es Zusammenhänge zwischen der Sonnenexposition und dem Auftreten von Allergien wie Ekzemen, Asthma und Heuschnupfen gibt. **Die Ergebnisse zeigten, dass Jugendliche, die in den Sommerferien und an Sommerwochenenden täglich mehr als 4 Stunden in der Sonne waren, ein geringeres Risiko für Ekzeme und Heuschnupfen durch Weidelgras hatten.** Es gab jedoch keinen Zusammenhang zwischen der Sonnenexposition und einer Sensibilisierung gegen Inhalationsallergene oder einem geringeren Risiko für Asthma. **Auch die Vitamin-D-Werte im Blut der Jugendlichen hatten keinen Einfluss** auf die Entwicklung von Allergien oder die Sensibilisierung gegen Allergene. Zusammenfassend zeigt die Studie, dass eine höhere Sonnenexposition während der Sommerferien mit einem geringeren Risiko für Ekzeme und Rhinitis verbunden ist, **unabhängig von den Vitamin-D-Spiegeln im Blut.** Die positiven Effekte der Sonnenexposition auf allergische Erkrankungen scheinen also unabhängig von Vitamin D oder der Sensibilisierung gegen Allergene zu sein.

In einer anderen Studie *(18)* wurde untersucht, ob UV-Strahlung in der frühen Kindheit die Entwicklung von Allergien beeinflusst. Da allergische Erkrankungen in den letzten Jahren zugenommen haben und wir immer mehr Zeit in geschlossenen Räumen verbringen, vermuten Forscher, dass reduzierte

Sonnenexposition eine Rolle spielen könnte. Trotz dieser Annahme haben Studien zur Vitamin-D-Ergänzung keine klaren Vorteile bei der Vorbeugung von Allergien gezeigt, was darauf hindeutet, dass UV-Strahlung selbst möglicherweise eine Rolle spielt. Für diese Studie wurde die direkte Sonneneinstrahlung (UV-Bestrahlung) bei Säuglingen gemessen, und es wurde beobachtet, wie viel Zeit die Kinder draußen verbringen und wie häufig sie Sonnenschutz verwenden. Die Forscher verfolgten die Kinder über die ersten 2,5 Jahre ihres Lebens und führten Beurteilungen im Alter von 3, 6, 12 und 30 Monaten durch. **Die Ergebnisse zeigten, dass Säuglinge mit Ekzemen in den ersten drei Lebensmonaten weniger UV-Strahlung ausgesetzt waren und weniger Zeit draußen verbrachten als Kinder ohne Ekzeme. Diese Unterschiede waren unabhängig vom Vitamin-D-Spiegel der Kinder und blieben bestehen, nachdem andere mögliche Einflussfaktoren berücksichtigt wurden.** Während die Studie keinen Zusammenhang zwischen UV-Strahlung und anderen allergischen Erkrankungen fand, deutet sie darauf hin, dass UV-Strahlung das Risiko für Ekzeme in der frühen Kindheit senken könnte. Weitere Forschung ist notwendig, um herauszufinden, welche Mengen an UV-Strahlung ideal sind, um potenzielle gesundheitliche Vorteile zu erzielen, ohne Risiken einzugehen.

## Akne

Akne ist eine häufige Hauterkrankung, die sowohl Jugendliche als auch ältere Erwachsene betreffen kann. Sie entsteht, wenn die Haarfollikel in der Haut verstopfen, was oft durch eine übermäßige Produktion von Talg, einem öligen Sekret, zusammen mit abgestorbenen Hautzellen geschieht. Diese Verstopfung führt dazu, dass sich Bakterien, insbesondere Propionibacterium acnes, vermehren, was wiederum zu Entzündungen führt. Akne zeigt sich in verschiedenen Formen wie Mitessern, die als kleine schwarze oder weiße Punkte auftreten, wenn die Poren verstopft sind. Es können auch entzündete Pickel entstehen, die rot und schmerzhaft sein können und manchmal mit Eiter gefüllt sind. In schwereren Fällen können sich Zysten bilden, die tief in der Haut liegen, schmerzhaft sind und Narben hinterlassen können. Die Ursachen von Akne sind vielfältig und können hormonelle Veränderungen, Ernährungs-Mängel, chronische Entzündungen, oxidativer Stress, Toxine, bestimmte Medikamente sowie Hautpflegeprodukte umfassen. Akne kann das Selbstbewusstsein stark beeinträchtigen und, wenn sie unbehandelt bleibt, dauerhafte Hautnarben hinterlassen. Die Behandlung umfasst oft eine Kombination aus topischen Medikamenten, oralen Medikamenten, speziellen Hautpflegeprodukten und manchmal auch medizinischen Eingriffen wie Lichttherapie.

In einer großen Studie *(19)* mit fast 20.000 Teilnehmern an fünf Universitäten in China wurde untersucht, wie sich UV-Strahlung auf das Risiko von Akne auswirkt. Die Forscher schauten sich an, wie viel UV-Strahlung Menschen in den sechs Jahren vor ihrer Studienaufnahme ausgesetzt waren und verglichen diese Daten mit den Akne-Befunden. Dabei stellten sie fest, dass eine **geringe, langfristige Exposition gegenüber UVB-Strahlung, insbesondere bei Wellenlängen von 305 nm und 310 nm, mit einem geringeren Risiko für mittelschwere bis schwere Akne verbunden war. Dieser Zusammenhang war besonders stark bei Personen, die keinen Sonnenschutz verwendeten und weniger als eine Stunde täglich der UV-Strahlung ausgesetzt waren.** Die Ergebnisse deuten darauf hin, dass mäßige Mengen UVB-Strahlung tatsächlich helfen könnten, das Risiko für schwerere Akne zu senken, obwohl der genaue Mechanismus noch nicht vollständig verstanden ist. Vermutlich aufgrund der Entzündungshemmung und Regulierung der Talgproduktion durch UV-Strahlung.

# Psoriasis (Schuppenflechte)

Psoriasis, auch bekannt als Schuppenflechte, ist eine chronische Hauterkrankung, bei der die Hautzellen sich schneller als normal erneuern. Diese übermäßige Zellproduktion führt zur Bildung von roten, entzündeten Flecken auf der Haut, die mit silbrigen Schuppen bedeckt sind. Die Symptome können Juckreiz, Trockenheit und Rissigkeit der Haut umfassen, und die betroffenen Stellen können sich auf verschiedenen Körperteilen wie Kopfhaut, Ellenbogen, Knie und Rücken zeigen. Die genaue Ursache von Psoriasis ist noch nicht vollständig geklärt, aber es wird angenommen, dass sie eine autoimmune Erkrankung ist, bei der das Immunsystem gesunde Hautzellen angreift. Auch genetische Faktoren spielen eine Rolle, da die Krankheit familiär auftreten kann. Bestimmte Auslöser wie Stress, Hautverletzungen, bestimmte Medikamente und Infektionen können Psoriasis verschlimmern. Die Wahl der Behandlung hängt vom Schweregrad der Erkrankung und den individuellen Bedürfnissen des Patienten ab. Psoriasis verläuft oft in Schüben, wobei Phasen der Verschlechterung und Verbesserung wechseln. Auch wenn die Krankheit nicht ansteckend ist, kann sie das tägliche Leben und das psychische Wohlbefinden erheblich beeinflussen.

Besonders nützlich ist die lokale Anwendung von UVB-Strahlung, da sie gezielt auf betroffene Hautstellen wirkt. Dies macht sie zu einer guten Wahl für die Behandlung von Psoriasis. Im Vergleich zur Ganzkörper-UV-Therapie hat die lokale UV-Therapie den Vorteil, dass sie weniger Nebenwirkungen hat und oft wirksamer ist als topische Salben.

Eine besonders wirkungsvolle Methode ist der 308-nm-Excimerlaser, der bei Psoriasis weniger Behandlungen und eine geringere UV-Belastung erfordert als die Ganzkörper-UV-Behandlung. Weitere lokale UV-Therapien umfassen Quarzlampen, tragbare UV-Geräte für den Heimgebrauch und andere nicht-laserbasierte Lichtquellen. Neben Psoriasis kann diese Methode auch bei anderen Hauterkrankungen wie Vitiligo und Lichen ruber planus eingesetzt werden.

In den letzten Jahren hat sich die Phototherapie als eine häufige Behandlungsoption für Psoriasis etabliert, besonders bei stabilen Hautveränderungen an Rumpf, Kopfhaut, Armen, Beinen und teilweise auch bei Nagelpsoriasis. Verschiedene Licht- und Lasertherapien haben sich dabei als wirksam erwiesen, darunter UVB-Licht, PUVA-Therapie (eine Kombination aus Psoralen und UVA-Licht), gepulster Farbstofflaser (PDL), photodynamische Therapie (PDT), intensives gepulstes Licht (IPL) und Leuchtdioden (LED). Jede dieser Therapien wirkt auf unterschiedliche Weise und hat ihre eigenen Vor- und Nachteile. Daher ist es wichtig, die richtige Art der Therapie entsprechend der spezifischen Art der Psoriasis, dem Schweregrad und der Dauer der Erkrankung auszuwählen. In der klinischen Praxis wird UV-Licht hauptsächlich zur Behandlung stabiler Plaque-Psoriasis und gepulster Farbstofflaser (PDL) für kleinere, lokale Psoriasis-Läsionen eingesetzt. Beide Methoden sind sicher und effektiv. PUVA-Therapie hat sich als besonders wirksam bei der Behandlung von hartnäckigen Psoriasis-Plaques erwiesen, vorausgesetzt, die Nebenwirkungen werden gut kontrolliert *(20, 21)*.

# ▍Vitiligo (Die „Weißflecken-Krankheit")

Vitiligo ist eine chronische, nicht ansteckende Hauterkrankung, die durch den Verlust von Pigmentzellen (Melanozyten) gekennzeichnet ist. Dies führt zu weißen, depigmentierten Flecken auf der Haut, da die betroffenen Bereiche kein Melanin mehr produzieren können. Die genauen Ursachen von Vitiligo sind noch nicht vollständig geklärt, jedoch wird die Erkrankung häufig als Autoimmunstörung angesehen, bei der das Immunsystem irrtümlich die Melanozyten angreift und zerstört. Zusätzlich können genetische Faktoren, oxidativer Stress und äußere Trigger wie Sonnenbrand, Hautverletzungen oder starker Stress die Entstehung oder Verschlimmerung der Erkrankung begünstigen.

Die Hauptsymptome von Vitiligo sind helle oder weiße Hautflecken. Die Flecken können symmetrisch verteilt sein, aber auch unregelmäßig oder auf bestimmte Körperbereiche begrenzt. In manchen Fällen können die Haare in den betroffenen Hautarealen ebenfalls weiß werden. Vitiligo kann sich unterschiedlich manifestieren: Bei der generalisierten Form treten die Flecken großflächig auf, während bei der segmentalen Form nur eine Körperseite oder ein Hautsegment betroffen ist. Es gibt auch lokalisierte Formen, bei denen die Flecken nur an wenigen Stellen erscheinen.

Es gibt verschiedene Behandlungsoptionen, um die Symptome zu lindern oder die Pigmentierung zu fördern. Dazu gehören topische Therapien mit Kortikosteroiden oder Calcineurin-Inhibitoren, Lichttherapien wie UVB-Schmalspektrum-Licht oder PUVA, sowie systemische Medikamente, die das Immunsystem regulieren. In einigen Fällen können chirurgische Eingriffe, wie die Transplantation von gesunden Pigmentzellen, angewandt werden. Kosmetische Maßnahmen, wie abdeckendes Make-up, bieten ebenfalls eine Möglichkeit, das Erscheinungsbild der Haut zu verbessern.

In einer zweijährigen Studie *(53)* wurde untersucht, ob **Folsäure, Vitamin B12 und Sonneneinstrahlung** bei der Behandlung von Vitiligo helfen können. Dabei wurden 100 Patienten mit Vitiligo mit diesen Vitaminen behandelt und ermutigt, ihre Haut im Sommer der Sonne auszusetzen oder im Winter UVB-Lampen zu nutzen. Ziel war es, die Repigmentierung – also die Rückkehr der Hautfarbe in die weißen Flecken – zu fördern. Den Teilnehmern wurde empfohlen, die Behandlung mindestens 3 bis 6 Monate durchzuführen und bei Verbesserungen länger fortzusetzen. **Das Ergebnis zeigte, dass bei 52 Patienten eine deutliche Repigmentierung eintrat, besonders bei denen, die ihre Haut im Sommer der Sonne aussetzten.** Die besten Ergebnisse wurden an Stellen erzielt, die regelmäßig der Sonne ausgesetzt waren: 38 % der Patienten berichteten hier von einer Verbesserung während der Sommermonate. Bei 6 Patienten kam es sogar zu einer vollständigen Rückkehr der normalen Hautfarbe. Darüber hinaus konnte bei 64 % der Teilnehmer das Fortschreiten der Vitiligo gestoppt werden. **Die Kombination aus Folsäure, Vitamin B12 und gezielter Sonneneinstrahlung zeigte sich als wirksamer als die alleinige Anwendung von Vitaminen oder Sonnenlicht.**

# Kapitel 8: Wie funktioniert gesundes Sonnenbaden?

## 1. Beginnen Sie langsam:

Anstatt lange Zeit in der Sonne zu verbringen, ist es besser, kürzere, häufigere Aufenthalte im Freien zu genießen. Beginnen Sie mit 10-15 Minuten pro Tag und erhöhen Sie die Dauer allmählich, ohne die Haut zu verbrennen.

## 2. Die starke Mittagssonne ist ok, aber...

Die stärkste Sonnenstrahlung ist zwischen **10 Uhr morgens und 16 Uhr nachmittags** am intensivsten. Grundsätzlich ist es in Ordnung, auch während dieser Zeit in die Sonne zu gehen. Nur brauchen Sie dazu auch eine Haut, die an die Sonne bereits gewöhnt ist. Und auch dann, sollte die Zeit, die Sie in der Sonne verbringen nicht zu lange sein. Ich empfehle bei gebräunter (also an die Sonne bereits angepasste Haut) max. 30 Min. pro Seite (also 30 Min. vorne und 30 Min. hinten). Und bei blasser, noch nicht an die Sonne angepasste Haut, beginnen Sie mit 5-10 Min. und steigern die Zeit langsam bis 30 Min. Gehen Sie außerhalb von 10-16 Uhr in die Sonne, kann die Zeit verdoppelt werden.

## 3. Sonnencreme nach 10-30 Minuten:

Wenn Sie nach max. 30 Min. immer noch in der Sonne liegen möchten, tragen Sie einen Breitband-Sonnenschutz mit einem Lichtschutzfaktor (LSF) von mindestens 30 auf. Wählen Sie einen wasserfesten Sonnenschutz, wenn Sie schwimmen oder schwitzen. Tragen Sie die Sonnencreme großzügig auf alle exponierten Hautstellen auf, etwa 15-30 Minuten bevor Sie nach draußen gehen. Erneuern Sie den Schutz alle zwei Stunden und nach dem Schwimmen, Schwitzen oder Abtrocknen. Für empfindliche Haut oder Kinder sollten spezielle Sonnenschutzmittel ohne Duftstoffe und mit mineralischen Filtern (z.b. Zinkoxid oder Titandioxid) verwendet werden.

**4. Sonderfall Gesicht, Hals und Knie:**

Keine Stelle am Körper ist so anfällig für Falten wie Gesicht, Hals und Knien. Und bei den Knien kommt noch hinzu, dass sie in der Regel sehr viel schneller und intensiver gebräunt werden als die restlichen Beine. Ich empfehle daher, Gesicht, Hals und Knie grundsätzlich mit Sonnencreme einzuschmieren. Auch wenn das tägliche Sonnen-Zeitlimit noch nicht erreicht ist. Also bereits ab der 1. Minute!

**5. Hautschutz besteht nicht nur aus Sonnencremes!**

Hautschutz umfasst ein breites Spektrum von Naturheilmitteln, die die Haut sowohl von innen, als auch von außen schützen. Diese sorgen dafür, dass freie Radikale durch UV-Strahlung unschädlich gemacht werden, Entzündungen hemmen, die Haut mit wichtigen Nährstoffen versorgen und aufbauen. Im Prinzip brauchen das alle Menschen. Doch Menschen, die oft in die Sonne gehen, brauchen einen ganz besonders starken Schutz. Ohne diese Schutzmaßnahmen kann es schnell zu Falten und Altersflecken kommen.

# Kapitel 9: Medizin aus der Natur gegen Hautalterung

# Einführung

Die Hautalterung ist ein komplexer Prozess, der sowohl physiologische als auch pathologische Veränderungen umfasst. Im Laufe der Zeit führt dieser Prozess zu kontinuierlichen Veränderungen, die schließlich zu strukturellen Schäden und Funktionsstörungen des Hautgewebes führen. Man unterscheidet zwischen intrinsischer und extrinsischer Hautalterung. Letztere, auch als Photoalterung bekannt, wird maßgeblich durch Sonneneinstrahlung, insbesondere durch ultraviolette (UV-)Strahlung, verursacht. Rauchen stellt den zweitgrößten Risikofaktor für diese Form der Alterung dar. **Chronische Sonneneinstrahlung hat besonders starke Auswirkungen auf die Epidermis und Dermis und ist verantwortlich für sichtbare Alterserscheinungen wie Falten, Hauterschlaffung und ein allgemeines Nachlassen der Hautfestigkeit.** Chronische UV-Strahlung führt sowohl zum Abbau von Kollagen, als auch zum Abbau des Unterhautfettgewebes – wenn nicht ausreichend Schutzfaktoren im Körper anwesend sind, die dies verhindern.

Daher stelle ich Ihnen auf den folgenden Seiten die wichtigsten Schutzmaßnahmen gegen Hautalterung vor, angeknüpft am neuesten Stand der Forschung. Sie erfahren, welche Faktoren die Haut altern lassen und welche Naturheilmittel dem entgegenwirken.

## Ätherische Öle
### Zellschutz und Entzündungshemmung

Mastzellen sind spezialisierte Zellen des Immunsystems, die in vielen Geweben des Körpers, insbesondere in der Haut, vorkommen. Sie spielen eine zentrale Rolle in der Immunabwehr und in allergischen Reaktionen. Mastzellen enthalten Granula, die eine Vielzahl von biologisch aktiven Substanzen wie Histamin, Heparin und andere Mediatoren enthalten. Diese Substanzen werden bei Bedarf freigesetzt, um auf verschiedene Reize wie Infektionen oder Verletzungen zu reagieren. In der Haut sind

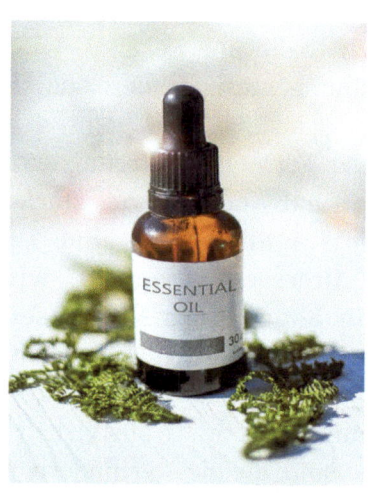

Mit dem Alter nehmen die entzündlichen Prozesse in der Haut zu, häufig aufgrund von chronischer UV-Strahlung, Umweltfaktoren oder inneren Alterungsprozessen. Diese wiederholten Entzündungen können eine erhöhte Ansammlung von Mastzellen in der Dermis verursachen. Eine erhöhte Anzahl von Mastzellen kann die Hautalterung beeinflussen, indem sie zusätzliche Entzündungsmediatoren freisetzen, die den Alterungsprozess weiter verstärken. **Entzündungen gelten zweifelsohne als einer der Hauptfaktoren, die zur Hautalterung führen!**

Diese Mediatoren können die Hautstruktur schädigen, die Kollagenproduktion beeinträchtigen und zu einer weiteren Verschlechterung der Hautfestigkeit und -Elastizität führen. Daher trägt die Zunahme der Mastzellen in der Haut zur Entstehung von Alterszeichen wie Falten und Hauterschlaffung bei.

In einer Studie *(22)* wurde ein Mastzellstabilisator Namens *Ketotifen* geprüft, in wie weit dieser durch UV-Strahlung verursachte Faltenbildung durch Hemmung der Degranulation von Mastzellen die Faltenbildung verhindern konnte. Die Ergebnisse weisen darauf hin, dass der Mastzell-Hemmer Ketotifen die UV-bedingte Faltenbildung signifikant verhinderte. Die derzeitige medizinische Datenlage weist darauf hin, dass UV-Strahlen die Haut nicht *direkt* schädigen, sondern *indirekt* durch Erhöhung von Entzündungen, einschließlich Mastzellen. Und wenn diese Mastzellen gehemmt bzw. stabilisiert werden, eine UV-bedingte Hautalterung weitgehend ausbleibt.

Sie müssen allerdings nicht unbedingt Medikamente dazu verwenden. Denn in der Natur gibt es bereits genug entzündungshemmende Wirkstoffe, die auch Mastzellen hemmen.

## Entzündungshemmende und mastzellhemmende Aktivität einiger ätherischer Öle:

| Ätherisches Öl: | Empfohlene Konzentration in Cremes: | Einschränkungen: | Studie: |
|---|---|---|---|
| Germaniumöl | 0,5 – 5% | --- | (25) |
| Lavendelöl | 0,5 – 5% | --- | (23) |
| Eukalyptusöl | 0,5 – 5% | --- | (24) |
| Lemongrasöl | 0,5 – 5% | Färbt die Fingernägel gelb | (26) |

Sie können eines dieser Öle in eine beliebige Creme mischen. Ich empfehle jedoch nicht mehrere Öle zu verwenden, da es auch Menschen gibt, die empfindlich auf ein bestimmtes Öl reagieren. Probieren Sie daher _eines_ der vier aus. Sollte es zu einer Unverträglichkeit kommen, verwenden Sie ein anderes dieser vier.

### So viele Tropfen brauchen Sie für:

| | |
|---|---|
| 0,5% | 10 Tropfen |
| 1% | 20 Tropfen |
| 2% | 40 Tropfen |
| 3% | 60 Tropfen |
| 4% | 80 Tropfen |
| 5% | 100 Tropfen |

_(bezogen auf jeweils **100 ml** Creme)_

Ich empfehle das ätherische Öl in eine Creme zu mischen und nicht in ein Öl, da Öle viel schwerer in die Haut penetrieren und bei Personen mit fettiger Haut die Poren verstopfen könnten. Mehrfach ungesättigte Öle oxidieren zudem leicht und erfordern ein Antioxidans. Insbesondere, wenn die Haut der Sonne ausgesetzt wird.

| Ätherische Öle Kompaktübersicht ▾ | |
|---|---|
| **Wirkung:** | Hemmen Entzündungen, einschließlich Mastzellen. Mastzellen sind für die Faltenbildung verantwortlich. |
| **Anwendungs-Empfehlung:** | Äußerlich (topisch) und innerlich (oral) |
| **Dosierungs-Richtwert:** | **Äußerlich:** 0,5 bis 5% in eine Creme<br>**Innerlich:** 1-2 x täglich je einen ¼ bis ½ Teelöffel |
| **€ Kosten:** | **Ungefähre Preise pro 30 ml in Onlineshops:**<br>Germaniumöl: ca. 17 €<br>Lavendelöl: ca. 5 €<br>Eukalyptusöl: ca. 4 €<br>Lemongrasöl: ca. 4 € |
| **Bezugs-quellen:** | Am günstigsten in Onlineshops. |
| **Auf was zu achten ist:** | **Beginnen Sie mit 0,5%.** Schauen Sie dann, wie gut Sie es vertragen und steigern die Dosis dann schrittweise auf bis zu 5%. |
| **Studien:** | (22) (23) (24) (25) (26) |

Angaben ohne Gewähr. Anwendung auf eigene Gefahr!

**Wirkung positiv getestet bei:**

| In vitro (Reagenzglas) | In vivo (Tiere) | In vivo (Mensch) |
|---|---|---|
| ✔ | ✔ | |

## Vitamin C (Ascorbinsäure)
### Das Vitamin für jugendliche Haut

Vitamin C, auch bekannt als Ascorbinsäure, ist ein essenzielles, wasserlösliches Vitamin, das eine Vielzahl wichtiger Funktionen im menschlichen Körper erfüllt. Als Antioxidans hilft es, schädliche freie Radikale zu neutralisieren, die Zellschäden verursachen können. Darüber hinaus spielt Vitamin C eine entscheidende Rolle bei der Kollagenbildung, einem Protein, das für die Gesundheit von Haut, Blutgefäßen, Knochen und Knorpel unerlässlich ist.

Vitamin C unterstützt auch das Immunsystem, indem es die Produktion und Funktion von weißen Blutkörperchen fördert und die Barrierefunktion der Haut stärkt. Es verbessert auch die Aufnahme von Eisen aus pflanzlichen Lebensmitteln. Darüber hinaus ist Vitamin C an der Biosynthese von Neurotransmittern wie Noradrenalin beteiligt und hilft bei der Regeneration anderer Antioxidantien im Körper, einschließlich Vitamin E.

Da Vitamin C wasserlöslich ist, kann es vom Körper nicht gespeichert werden, was bedeutet, dass eine regelmäßige Zufuhr über die Ernährung notwendig ist. Gute Quellen für Vitamin C sind Obst und Gemüse wie Zitrusfrüchte, Erdbeeren, Paprika, Brokkoli und Spinat. Ein Mangel an Vitamin C kann zu Skorbut führen, einer Krankheit, die durch Symptome wie Müdigkeit, Zahnfleischbluten, Gelenkschmerzen und Anämie gekennzeichnet ist.

## Vitamin C und dessen Einfluss auf die Dermal-Papilla-Hautschicht:

Die Dermal-Papillen-Schicht befindet sich in der obersten Schicht der Dermis, direkt unter der Epidermis. Diese Region wird auch als Papillarschicht (Stratum papillare) der Dermis bezeichnet. Dermal-Papillen sind fingerartige Ausstülpungen der Dermis, die in die Epidermis hineinragen. Diese Struktur erhöht die Oberfläche für den Austausch von Nährstoffen, Sauerstoff und Abfallprodukten zwischen der Dermis und der Epidermis. Die Dermal-Papillen enthalten Kapillarschleifen, die die Epidermis mit Blut versorgen. Dies ist besonders wichtig für die Versorgung der avaskulären (blutgefäßfreien) Epidermis.

In den Dermal-Papillen befinden sich verschiedene sensorische Rezeptoren, wie Meissner-Körperchen, die für die Wahrnehmung von Berührung und Vibration verantwortlich sind. Durch die erhöhte Oberfläche und die enge Verbindung zur Epidermis ermöglichen die Dermal-Papillen einen effizienten Austausch von Nährstoffen und Abfallstoffen.

In der Jugend und im frühen Erwachsenenalter sind die Dermal-Papillen gut ausgeprägt, was zu einer besseren Nährstoffversorgung und einem gesünderen faltenfreien Hautbild beiträgt. Die Haut ist in dieser Phase in der Regel straff und elastisch. Mit zunehmendem Alter flachen die Dermal-Papillen ab. Diese Veränderung führt zu einer verminderten Oberfläche für den Austausch zwischen Dermis und Epidermis, was die Nährstoffversorgung der Epidermis beeinträchtigt.

Die Blutversorgung der Haut wird weniger effizient, was zu einer blasseren und dünneren Haut führt. Die Anzahl und Funktion der sensorischen Rezeptoren können abnehmen, was die Sensibilität der Haut reduziert. Die Reduktion der Dermal-Papillen trägt zur allgemeinen Abnahme der Hautelastizität und -Festigkeit bei. Kollagen- und Elastinfasern, die in der Dermis eine wichtige Rolle spielen, nehmen ebenfalls ab, was zur Bildung von Falten und schlaffer Haut führt. Die Fähigkeit der Haut, sich selbst zu reparieren, nimmt im Alter ab. Dies ist teilweise auf die flacheren Dermal-Papillen zurückzuführen, die eine weniger effektive Nährstoff- und Sauerstoffversorgung der Haut zur Folge haben.

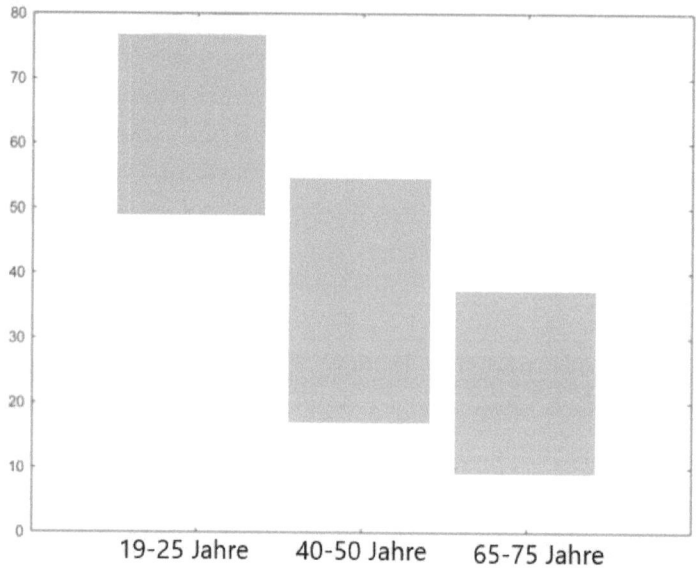

*Dramatische Abnahme der Dermal-Papilla-Schicht im Laufe des Lebens: Der Rückgang zwischen 25 und 40 Jahre ist stärker als zwischen 40 und 75 Jahre.*

Die Reduktion der Höhe der Verbindung zwischen Epidermis und Dermis ist ein gut dokumentierter histologischer Befund bei gealterter und lichtgeschädigter Haut. Studien zeigen, dass die Alterung zu einer Schädigung der papillären Dermis und des darin befindlichen Gefäßnetzwerks sowie zu einer Verringerung der Papillendichte im Laufe der Zeit führt.

Es ist bekannt, dass Vitamin C das klinische Erscheinungsbild von lichtgeschädigter Haut verbessert und die Synthese von Elastinfasern und Kollagen fördert. Eine Studie *(27)* konnte zeigen, dass die **äußere Anwendung von 3% Vitamin C ab Woche 4 die anatomische Struktur der Verbindung zwischen Epidermis und Dermis bei gealterter Haut teilweise wiederherstellt und die Anzahl der Kapillarschleifen in der papillären Dermis nahe dem epidermalen Gewebe teilweise erhöht.** Das bedeutet: Es kam zur Bildung neuer Blutgefäße, welche die Nährstoff- und Sauerstoffversorgung der Haut erhöhte. Die Studie konnte zeigen, dass die äußere Anwendung von 3% Vitamin C die Dermal-Papilla-Schicht, die mit dem Alter immer mehr abflacht, teilweise auf jugendliches Niveau wiederherstellen konnte.

Vitamin C ist auch nützlich zur Senkung von Hyperpigmentierung (Altersflecken), z.B. auf dem Handrücken *(28)*.

Äußeres Vitamin C hat sich in zahlreichen Studien als Anti-Aging-Mittel gegen Falten und UV-Schäden bewährt und sollte daher in keiner Haut-Routine fehlen!

## So wirkt Vitamin C gegen UV-Schäden und Hautalterung:

| Studien-Titel: | Ergebnis: | Studie: |
|---|---|---|
| Doppelblindstudie der Gesichtshälfte zum Vergleich von topischem Vitamin C und einem Vehikel zur Verjüngung von Lichtschäden | Die Vitamin-C-Formulierung führt bei äußerer Anwendung über 12 Wochen zu einer klinisch sichtbaren und statistisch signifikanten Verbesserung der Faltenbildung. Diese Verbesserung korreliert mit Biopsienachweisen für die Bildung neuen Kollagens. | (29) |
| Die Rolle von Vitamin C bei der Verlangsamung der Hautalterung: Ein ultraschallgestützter Ansatz | Die Studie zeigt, dass äußerlich angewendetes Vitamin C eine äußerst wirksame Verjüngungstherapie darstellt und bei allen Altersgruppen eine signifikante Kollagensynthese mit minimalen Nebenwirkungen auslöst. | (30) |
| Bewertung der Anti-Falten-Wirkung eines lipophilen Provitamin-C-Derivats, Tetraisopalmitoyl-ascorbinsäure | Die Ergebnisse zeigen, dass die äußere Anwendung von Vitamin C-Creme durch Hautalterung verursachte periorbitale Fältchen („Krähenfüße") reduziert. | (31) |
| Wirksamkeit von topischem Vitamin C bei Melasma und Photoaging: Eine systematische Überprüfung | Diese Studie hat gezeigt, dass Vitamin C bei der Behandlung unebener, faltiger Haut wirksam ist und depigmentierende Eigenschaften hat, aber eine langfristige Anwendung kann erforderlich sein, um spürbare Veränderungen zu erzielen. | (32) |

## Fallbericht: Äußerlich aufgetragenes Vitamin C führte zu einem vollständigen Rückgang des Plattenepithelkarzinoms („weißer Hautkrebs"):

Ein Plattenepithelkarzinom ist eine Form von Hautkrebs, die aus Plattenepithelzellen entsteht, die die oberste Schicht der Haut bilden. Das kutane Plattenepithelkarzinom, insbesondere das, das in der Haut auftritt, hat ein relativ geringes Metastasierungsrisiko im Vergleich zu anderen Krebsarten. In der Regel bleibt es lokal und metastasiert erst in fortgeschrittenen Stadien oder bei bestimmten Risikofaktoren wie einer immunsuppressiven Erkrankung oder einer großen Tumormasse. Die 5-Jahres-Überlebensrate für frühe Stadien ist in der Regel sehr hoch.

Die häufigsten Ursachen für Plattenepithelkarzinome sind UV-Strahlenexposition bei einer nicht an UV-Strahlung angepassten Haut sowie bestimmte Risikofaktoren wie Rauchen und bestimmte Virusinfektionen, zum Beispiel durch das humane Papillomavirus (HPV). Die Symptome können je nach Lokalisation variieren, beinhalten jedoch häufig Wunden oder Läsionen, die nicht heilen, Veränderungen der Hautfarbe oder -struktur und in einigen Fällen auch Schmerzen.

Die Diagnose erfolgt in der Regel durch eine körperliche Untersuchung und eine Biopsie, bei der eine Gewebeprobe entnommen und unter dem Mikroskop untersucht wird. Die Behandlungsmöglichkeiten umfassen chirurgische Entfernung des Tumors, Strahlentherapie, Chemotherapie oder immuntherapeutische Ansätze, abhängig vom Stadium und der Aggressivität des Karzinoms.

## Fall-Bericht:

Ein 77-jähriger Mann stellte sich mit einer wachsenden Neubildung am rechten Außenohr vor, begleitet von Ohrenschmerzen und episodischen kleinen Blutungen in die Masse. Histologisch zeigte die Inzisionsbiopsie eine warzenartige Proliferation gut differenzierter Plattenepithelzellen, die die oberflächliche Dermis infiltrierten, was auf ein gut differenziertes Plattenepithelkarzinom hinweist. Der Patient wurde 30 Tage lang täglich mit einer übersättigten Ascorbinsäurelösung (Vitamin C) behandelt.

Zur Behandlung des Tumors wurde zunächst ein alkoholfreies Desinfektionsmittel aufgetragen, um die Durchlässigkeit der Haut nicht zu verändern. Anschließend wurde eine übersättigte Ascorbinsäurelösung mit einer Konzentration gleich oder größer der Wasserlöslichkeitsgrenze (330 g/l), also zwischen 40 % und 70 %, auf den Tumor aufgetragen. Der Patient wurde angewiesen, das Medikament 30 Tage lang täglich mindestens 4 Stunden und höchstens 12 Stunden lang anzuwenden. Es wurden kristallines Ascorbinsäurepulver in pharmazeutischer Qualität und hochgereinigtes Wasser für Injektionszwecke verwendet. **Innerhalb eines Monats kontinuierlicher Anwendung, ohne Nebenwirkungen oder Schmerzen, zeigt der Tumor eine schnelle Verkleinerung seiner Größe *(52)*.**
Zahlreiche weitere Insider-Heilverfahren finden Sie in meinem Buch *„Insider-Heilverfahren gegen Krebs".*

| Vitamin C (Ascorbinsäure)  Kompaktübersicht ▼ | |
|---|---|
| **Wirkung:** | Wirkt als Antioxidans, erhöht Kollagen, die Dichte der Dermal-Papillen und hemmt Altersflecken. |
| **Anwendungs-Empfehlung:** | Äußerlich (topisch) und innerlich (oral) |
| **Dosierungs-Richtwert:** | **Äußerlich:** 3 – 20% in eine Creme frisch anmischen. **Oral:** 3 g täglich |
| **€ Kosten:** | 100 g Ascorbinsäure-Pulver kosten in Drogerien ca. 2 € |
| **Bezugs-quellen:** | In Drogerien, Apotheken und Onlineshops |
| **Auf was zu achten ist:** | **Bei der äußeren Anwendung ist einiges zu beachten:** |
| | 1.  Das Vitamin C-Pulver muss frisch angerührt werden und sollte nicht älter als 24 Std. sein. |
| | 2.  Der PH-Wert sollte unter 3,5 sein (sehr sauer), da es so am besten in die Haut penetrieren kann. Lösen Sie dazu sehr viel Vitamin C in dest. Wasser, Apfelessig oder in eine Creme. Sie können den PH-Wert mittels Indikatorstreifen messen. Diese gibt es für wenige Euros in Onlineshops. |
| **Studien:** | (27) (28) (29) (30) (31) (32) (52) |

Angaben ohne Gewähr. Anwendung auf eigene Gefahr!

## Wirkung positiv getestet bei:

| In vitro (Reagenzglas) | In vivo (Tiere) | In vivo (Mensch) |
|---|---|---|
| ✔ | ✔ | ✔ |

*Warum Vitamin D-Tabletten die Sonne nicht ersetzen können*

## Tocotrienol
### Das stärkste Vitamin E

Tocotrienol ist eine chemische Verbindung, die zur Familie von Vitamin E gehört und aus vier verschiedenen Formen besteht: Alpha-, Beta-, Gamma- und Delta-Tocotrienol.

Im Gegensatz zu den bekannteren Tocopherolen, die ebenfalls Formen von Vitamin E sind, haben Tocotrienole eine leicht unterschiedliche chemische Struktur, die ihnen einzigartige biologische Eigenschaften verleiht. Sie kommen hauptsächlich in pflanzlichen Ölen wie Palmöl, Reiskleieöl und Gerste vor. Tocotrienole haben gegenüber Tocopherolen *(dem günstigen, herkömmlichen Vitamin E)* besonders starke antioxidative Eigenschaften, die helfen, Zellschäden durch freie Radikale zu verhindern. Studien deuten darauf hin, dass Tocotrienole das Risiko für chronische Krankheiten wie Herz-Kreislauf-Erkrankungen und bestimmte Krebsarten reduzieren können. Zudem gibt es zahlreiche Studien, die zeigen dass sie die Hautgesundheit verbessern und neuroprotektive Effekte haben. Trotz ihrer vielversprechenden gesundheitlichen Vorteile sind Tocotrienole weniger bekannt und erforscht als die Tocopherole, was sich jedoch zunehmend ändert.

Eine Studie *(33)* untersuchte, wie **Palm-Gamma-Tocotrienol (GGT)**, ein Vitamin-E-Derivat, die durch oxidativen Stress verursachte Zellalterung beeinflusst. Dazu wurden Hautzellen (Fibroblasten) von Menschen unterschiedlichen Alters (21, 40 und 68 Jahre) verwendet. Die Zellen wurden vor oder nach der Behandlung mit Wasserstoffperoxid ($H_2O_2$), einem Stoff, der oxidativen Stress erzeugt, mit GGT behandelt. Es wurde beobachtet, dass GGT die Lebensfähigkeit der Zellen steigern kann, besonders bei einer Konzentration von 80 Mikromolar für junge Zellen und 40 Mikromolar für mittlere und alte Zellen. Oxidativer Stress durch $H_2O_2$ reduzierte die Zelllebensfähigkeit, verkürzte die Telomerlänge* und verringerte die Aktivität der Telomerase*, einem Enzym, das für die Erhaltung der Telomerlänge wichtig ist. Die Vorbehandlung mit GGT konnte diese negativen Effekte teilweise verhindern, besonders bei jungen und alten Zellen, indem es die Telomerlänge und die Telomeraseaktivität aufrechterhielt. Die Studie konnte zeigen, dass GGT Zellen vor oxidativem Stress schützen kann.

### Was sind Telomere und was ist Telomerase?

*Telomere sind die Schutzkappen an den Enden unserer Chromosomen, die verhindern, dass diese bei der Zellteilung beschädigt werden. Mit jeder Zellteilung verkürzen sich die Telomere ein wenig, was letztlich zur Alterung der Zelle führt. Telomerase ist ein Enzym, das die Telomere wieder verlängern kann, indem es neue DNA-Bausteine hinzufügt. Dadurch kann die Zelle länger gesund und funktionsfähig bleiben.*

Eine weitere Studie *(34)* wurde ins Leben gerufen, die untersuchte, wie eine Tocotrienol Hautalterung durch oxidativen Stress verhindert. Dabei wurden Hautzellen von 9- bis 12-jährigen Jungen verwendet und in verschiedene Behandlungsgruppen eingeteilt. Oxidativer Stress durch Wasserstoffperoxid verringerte die Kollagenproduktion und die Expression der Kollagengene COL I und COL III in diesen Zellen.

Die Vorbehandlung mit Tocotrienol schützte die Zellen vor diesen schädlichen Effekten, indem sie die Kollagensynthese und die Genexpression erhöhte. Insgesamt deutet dies darauf hin, dass Tocotrienol vor durch oxidativen Stress verursachter Hautalterung schützen kann, indem es die Kollagenproduktion unterstützt.

Eine andere Studie *(35)* untersuchte die Wirksamkeit einer neuen Hautcreme, die 10 % Tocopherole und 0,3 % Tocotrienole enthält, im Vergleich zu Retinol (Vitamin A) und einem einfachen Vehikel, um Hautschäden durch UV-Strahlung zu verhindern. Bei 30 lichtempfindlichen Patienten wurden Bereiche ihrer Haut mit diesen Substanzen vorbehandelt und dann UV-Strahlung ausgesetzt. **Die Ergebnisse zeigten, dass die Vorbehandlung mit der Vitamin-E-Creme die Haut deutlich besser vor Lichtempfindlichkeit und damit verbundenen Reaktionen wie Rötung, Schwellung und Juckreiz schützte als die Behandlung mit Retinol** oder dem einfachen Vehikel.

Diese Studie *(36)* untersuchte, wie verschiedene Formen von Vitamin E, insbesondere ein tocotrienolreicher Anteil aus Palmöl, die Haut von Mäusen vor oxidativem Stress durch UV-Licht schützen können. Dazu wurde Tocotrienol auf die Haut aufgetragen und der Gehalt an Antioxidantien vor und nach der UV-Bestrahlung gemessen. Nach der UV-Bestrahlung waren die Vitamin-E-Werte in der mit Vitamin E behandelten Haut höher als in der Kontrollgruppe, die nur mit einem einfachen Vehikel behandelt wurde. **Dies deutet darauf hin, dass UV-Strahlung** die Antioxidantien in der Haut aufbraucht, aber eine vorherige Anwendung von Tocotrienol hilft, das Vitamin E in der Haut zu erhalten und somit einen besseren Schutz zu bieten.

In dieser Studie *(37)* wurde untersucht, wie diätetische Tocotrienole und Sesamin die Haut von haarlosen Mäusen vor UVB-Schäden schützen können. Die Mäuse wurden mit verschiedenen Diäten gefüttert, darunter eine vitamin-E-freie Diät, eine Diät mit Alpha-Tocopherol und zwei Diäten mit einer Mischung aus Tocopherolen und Tocotrienolen (T-Mix), wobei eine zusätzlich Sesamin enthielt. Nach sechs Wochen wurden einige Mäuse UVB-Strahlung ausgesetzt, um die Auswirkungen auf Sonnenbrand und Tumorbildung zu beobachten. **Die Ergebnisse zeigten, dass die Mäuse, die mit der T-Mix-Diät gefüttert wurden, weniger Sonnenbrand und Tumore entwickelten als die anderen Gruppen. Besonders die Kombination von T-Mix mit Sesamin verstärkte diesen schützenden Effekt.** Insgesamt deutet die Studie darauf hin, dass Tocotrienole wirksamer sind als Alpha-Tocopherol im Schutz vor UV-Schäden und dass Sesamin diese Wirkung noch verstärkt.

## Tocotrienol (Vitamin E) Kompaktübersicht ▾

| | |
|---|---|
| **Wirkung:** | Als stärkstes Vitamin E schützt es die Haut signifikant vor (UV-bedingtem) oxidativen Stress und Hautalterung. |
| **Anwendungs-Empfehlung:** | Äußerlich (topisch) und innerlich (oral) |
| **Dosierungs-Richtwert:** | **Äußerlich:** 0,3 – 1% in eine Creme mischen *(bei 100 ml Creme bis zu 10 Kapseln aufschneiden und in die Creme mischen)*<br><br>**Oral:** 100 mg / Tag |
| **€ Kosten:** | **Tocotrienol:** Ca. 20 € / Monat (bei 100 mg / Tag)<br>**Sesamsamen:** 1 kg ca. 10 € |
| **Bezugs-quellen:** | Am günstigsten in Internetshops |
| **Auf was zu achten ist:** | Wenn Sie Tocotrienol mit **ungeschälten Sesamsamen** kombinieren, können Sie den Effekt noch verstärken. Studien zeigen, dass Sesamin den Tocotrienol-Gehalt in der Haut noch weiter erhöht. |
| **Studien:** | (33) (34) (35) (36) (37) |

Angaben ohne Gewähr. Anwendung auf eigene Gefahr!

### Wirkung positiv getestet bei:

| In vitro (Reagenzglas) | In vivo (Tiere) | In vivo (Mensch) |
|---|---|---|
| ✔ | ✔ | ✔ |

## N-Acety-L-Cystein (NAC)
### Eines der stärksten Antioxidantien

NAC steht für N-Acetylcystein, eine modifizierte Form der Aminosäure Cystein. NAC wird häufig als Nahrungsergänzungsmittel eingesetzt und hat antioxidative Eigenschaften, weil es als Vorstufe von Glutathion wirkt, einem der stärksten körpereigenen Antioxidantien. Seine Wirkmechanismen gegen Hautalterung sind sowohl oral als auch topisch interessant:

**Orale Wirkung von NAC gegen Hautalterung:**
NAC erhöht die Produktion von Glutathion, welches bewirkt, freie Radikale zu neutralisieren. Diese freien Radikale, die durch Umweltfaktoren wie UV-Strahlung und Umweltverschmutzung entstehen, sind eine Hauptursache für oxidativen Stress und tragen zur Hautalterung bei.

Chronische Entzündungen tragen auch zur Hautalterung und zu Krankheiten wie Faltenbildung, Elastizitätsverlust und sogar Hautkrebs bei. NAC hat entzündungshemmende Eigenschaften, die diesen Prozessen entgegenwirken.

NAC hilft auch der Leber bei der Entgiftung und verbessert damit die allgemeine Gesundheit, was sich positiv auf den Hautzustand auswirken kann. Durch die Verbesserung der Leberfunktion wird der Körper von Giftstoffen befreit, die sonst die Haut schädigen könnten.

## Topische (äußerliche) Wirkung von NAC:

Äußerlich aufgetragen kann NAC auf zellulärer Ebene wirken, indem es den oxidativen Stress in der Haut reduziert, der durch UV-Strahlen oder Umweltverschmutzung entsteht. Weniger oxidative Schäden bedeuten weniger Falten und eine glattere Haut. NAC kann die Wundheilung und Reparaturprozesse der Haut fördern, indem es den Zellumsatz unterstützt und die Regeneration von geschädigtem Gewebe beschleunigt. Dies hilft, feine Linien und Falten zu glätten. Einige Studien deuten auch darauf hin, dass NAC in der Lage ist, **Pigmentstörungen und Altersflecken zu verringern**, indem es die Melaninproduktion reguliert und antioxidativen Schutz bietet.

## NAC kann Narbenbildung (Fibrose) verringern:

Eine Studie *(38)* untersuchte, ob die Anwendung von NAC vor einem Hautschnitt den Heilungsprozess bei Ratten beeinflusst. Dazu wurden bei 24 Ratten Einschnitte in die Haut gemacht, und es wurde getestet, ob die Zugabe von NAC zur Betäubungslösung (Lidocain und Epinephrin) den Heilungsverlauf verbessert. **Die Ergebnisse zeigten, dass bei einer Konzentration von 0,03 % NAC die Narben zu verschiedenen Zeitpunkten kleiner und schmaler waren als in den anderen Gruppen, besonders am 3. und 4. Tag nach der Verletzung. Auch die Gewebewucherung und die Heilung in der Haut waren bei dieser Konzentration am 7. Tag besser.** Die optimale Konzentration von NAC war also 0,03 %, da sie zu den besten Heilungsergebnissen führte, obwohl die Unterschiede teilweise nicht statistisch signifikant waren.

## NAC (N-Acety-L-Cystein)  Kompaktübersicht ▾

| | |
|---|---|
| **Wirkung:** | Schützt als Antioxidans die Haut vor oxidativem Stress, der durch übermäßige UV-Strahlung verursacht wird. |
| **Anwendungs-Empfehlung:** | Äußerlich <u>und</u> oral |
| **Dosierungs-Richtwert:** | **Äußerlich:** 0,3 bis 3% eingerührt in eine Creme **Oral:** 1 bis 2 g / Tag |
| **€ Kosten:** | 100 g kosten ca. **10 €** |
| **Bezugs-quellen:** | Am günstigsten in Internetshops |
| **Auf was zu achten ist:** | NAC kann die Ausscheidung verschiedener Arzneimittel verringern. |
| **Studien:** | (38) (39) |

Angaben ohne Gewähr. Anwendung auf eigene Gefahr!

### Wirkung positiv getestet bei:

| In vitro (Reagenzglas) | In vivo (Tiere) | In vivo (Mensch) |
|---|---|---|
| ✔ | ✔ | ✔ |

## Melatonin
Das Schlaf- und Reparaturhormon für gesunde Haut

Melatonin ist ein Hormon, das vor allem in der Zirbeldrüse des Gehirns produziert wird und eine entscheidende Rolle im Schlaf-Wach-Zyklus spielt. Es wird oft als „Schlafhormon" bezeichnet, da es die Schlafqualität und- Dauer beeinflusst. Die Melatoninproduktion wird durch Licht reguliert, wobei die Werte nachts steigen und tagsüber sinken. Dadurch hilft Melatonin, den circadianen Rhythmus des Körpers zu steuern, was wichtig für den natürlichen Schlafzyklus ist.

Die Einnahme von Melatonin als Supplement kann in verschiedenen Situationen von Vorteil sein. Viele Menschen verwenden Melatonin, um Schlafstörungen zu behandeln, insbesondere bei Einschlafproblemen oder Jetlag. Studien zeigen, dass Melatonin die Einschlafzeit verkürzen und die Gesamtqualität des Schlafs verbessern kann.

**Darüber hinaus hat Melatonin antioxidative Eigenschaften und repariert defekte Zellen**, was es auch zu einem potenziellen Unterstützer der allgemeinen Gesundheit macht. Kann.

# Durch Verkalkung der Zirbeldrüse wird im Laufe des Lebens immer weniger Melatonin produziert. Die Lösung: Exogen zugeführtes Melatonin und Entkalkung der Zirbeldrüse

Die natürliche Melatoninproduktion beginnt bereits im frühen Erwachsenenalter zu sinken, typischerweise ab dem Alter von etwa 30 Jahren. Dieser Rückgang setzt sich mit dem Alter fort, und es wird geschätzt, dass die Melatoninwerte bei älteren Erwachsenen (ab etwa 60 Jahren) deutlich niedriger sind als bei jüngeren Menschen.

Insbesondere ab einem Alter von 50 oder 60 Jahren können viele Menschen einen merklichen Rückgang in der Melatoninproduktion erfahren. Dies erklärt die häufigen Schlafstörungen bei älteren Menschen.

Der Grund für den Rückgang liegt in der **Verkalkung der Zirbeldrüse**. Diese verkalkt mit den Jahren immer mehr *(41)*. Auch wenn große Studien bislang fehlen, wird angenommen, dass diese Verkalkung der Zirbeldrüse durch einen chronischen **Mangel an Magnesium, Vitamin K2 und Lysin** entsteht. Auch **Apfelessig** kann dabei helfen, die Verkalkung zu hemmen, indem sie Calciumkristalle im Körper löslich macht *(42)*.

In meinem Buch *„Blutgefäße wie ein Teenager: Insider-Heilverfahren gegen Arteriosklerose"* finden Sie zahlreiche Maßnahmen zur Entkalkung.

## So wirkt Melatonin gegen Hautalterung:

In einer Studie *(40)* wurde untersucht, wie effektiv eine Creme auf Basis von Melatonin als Anti-Aging-Behandlung für die Haut ist. Melatonin wirkt in der Haut als Antioxidans und schützt die Zellen. Um die Vorteile von Melatonin zu nutzen, wurden Tages- und Nachtcremes entwickelt, die dieses Hormon enthalten und leicht in die Haut eindringen können.

An der Studie nahmen 22 Frauen im Durchschnittsalter von 55 Jahren teil, die unter mittelschwerer bis schwerer Hautalterung litten. Die Frauen verwendeten die Melatonin-haltigen Cremes über einen Zeitraum von drei Monaten, wobei die Tagescreme morgens und die Nachtcreme abends auf einer Seite des Gesichts aufgetragen wurde. Die Ergebnisse wurden anhand der Faltentiefe, der Hautstruktur, der Hautfarbe und der Trockenheit bewertet.

Die Ergebnisse waren vielversprechend: **Nach drei Monaten zeigte sich eine signifikante Reduktion der Krähenfüße um 15 %. Zudem verbesserte sich die Hautoberfläche um 26,5 %, die Hautfeuchtigkeit nahm um 30 % zu, und die Trockenheit der Haut verringerte sich um 59,5 %.** Alle Teilnehmerinnen vertrugen die Produkte gut.

Die Melatonin-haltigen Cremes haben die Hautspannung und -feuchtigkeit erheblich verbessert und die Hautstruktur deutlich verfeinert, was die Wirksamkeit von Melatonin in der Hautpflege unterstützt.

| Melatonin Kompaktübersicht ▼ | |
|---|---|
| **Wirkung:** | Melatonin ist ein starkes Schutz- und Reparaturhormon, welches die Zellen vor Krebs, UV-Strahlung und zahlreichen weiteren Krankheiten schützen kann. In Studien reduzierte es auch die Faltentiefe. |
| **Anwendungs-Empfehlung:** | Äußerlich <u>und</u> oral |
| **Dosierungs-Richtwert:** | **Äußerlich:** 0,1 bis 1%<br>**Oral:** 3 mg vor dem zu Bett gehen |
| **€ Kosten:** | Mittlerweile gibt es sehr viele Melatonin-Produkte am Markt. Die Kosten liegen bei ca. **2-5 Euro**/Monat. |
| **Bezugs-quellen:** | In Drogerien und Internetshops finden Sie eine große Auswahl. Auch erhältlich in Apotheken und Reformhäusern (dort jedoch meist etwas teurer). |
| **Auf was zu achten ist:** | Melatonin macht müde! Es ist daher wichtig, die Kapseln erst abends vor dem zu Bett gehen einzunehmen und nicht morgens! |
| **Studien:** | (40) (41) (42) |

Angaben ohne Gewähr. Anwendung auf eigene Gefahr!

## Wirkung positiv getestet bei:

| In vitro (Reagenzglas) | In vivo (Tiere) | In vivo (Mensch) |
|---|---|---|
| | ✔ | ✔ |

*Warum Vitamin D-Tabletten die Sonne nicht ersetzen können*

**103**

## MSM (Methylsulfonylmethan)
### Mit Schwefel für eine schöne Haut

MSM (Methylsulfonylmethan) ist eine organische Schwefelverbindung, die in der Natur in verschiedenen Pflanzen, Lebensmitteln und im menschlichen Körper vorkommt. Schwefel ist ein lebensnotwendiger Mineralstoff und spielt eine wichtige Rolle bei vielen biologischen Prozessen, insbesondere in der Produktion von Proteinen wie Kollagen, das für die Gesundheit von Haut, Haaren, Nägeln und Gelenken wichtig ist.

Industriell wird MSM häufig aus Dimethylsulfoxid (DMSO) gewonnen, einer Verbindung, die natürlich in Pflanzen und Tieren vorkommt. Durch einen Oxidationsprozess wird DMSO in MSM umgewandelt, das dann gereinigt und als Nahrungsergänzungsmittel verkauft wird. In der Natur kommt MSM in kleinen Mengen in einigen pflanzlichen und tierischen Nahrungsquellen vor, darunter frisches Obst, Gemüse, Milch, Getreide und Kaffee. Allerdings gehen bei der Verarbeitung von Lebensmitteln oft viele natürliche MSM-Anteile verloren, sodass Nahrungsergänzungsmittel eine beliebte Quelle sind, um den Schwefelbedarf zu decken.

MSM findet sich natürlicherweise in verschiedenen Lebensmitteln, darunter Kreuzblütler wie Brokkoli, Kohl und Knoblauch. Es ist in geringen Mengen auch im Regenwasser vorhanden und kann von Pflanzen aufgenommen werden. Allerdings sind die Mengen, die man durch die Ernährung aufnimmt, oft sehr gering. MSM wird vor allem für seine entzündungshemmenden und schmerzlindernden Eigenschaften geschätzt. Es wird häufig zur Behandlung von Gelenkschmerzen und Arthritis eingesetzt, da es hilft, Entzündungen zu reduzieren und die Beweglichkeit der Gelenke zu verbessern.

Darüber hinaus wird MSM nachgesagt, dass es das Immunsystem stärken, Muskelschmerzen nach dem Sport lindern und bei der Entgiftung des Körpers helfen kann, indem es die Ausscheidung von Schadstoffen unterstützt. Die Wirkung von MSM basiert auf seiner Rolle als Schwefellieferant, der notwendig für die Bildung von Aminosäuren und anderen wichtigen Molekülen im Körper ist. Studien haben gezeigt, dass MSM auch bei Allergien und Asthma helfen kann, indem es die Produktion von entzündlichen Molekülen hemmt.

### Studie: Oral verabreichtes MSM an Menschen:

Eine Studie *(44)* untersuchte die Wirkung von MSM auf die Hautalterung, insbesondere auf Falten und Hautstruktur. Die Untersuchung bestand aus zwei Teilen. In Teil 1, einer Pilotstudie, nahmen 20 Teilnehmer 16 Wochen lang täglich entweder **3 g MSM** oder ein Placebo ein. Die Forscher bewerteten dabei die Falten und die allgemeine Hautstruktur der Teilnehmer visuell und durch Selbstbeurteilung. Die Ergebnisse zeigten, dass die Einnahme von 3 g MSM pro Tag im Vergleich zur Placebogruppe **deutliche Verbesserungen bei Falten und der Hautrauhigkeit zeigte.**

In Teil 2 wurde eine größere Gruppe von 63 Teilnehmern 16 Wochen lang entweder mit 1 g oder 3 g MSM pro Tag behandelt. Hier wurde der Hautzustand von Experten beurteilt, und es wurden zusätzlich spezielle Messgeräte verwendet, um die Hautfeuchtigkeit, Festigkeit und Elastizität zu messen. **Die Ergebnisse zeigten, dass sowohl 1 g als auch 3 g MSM pro Tag die Hautsignale der Alterung, wie Falten und Linien, reduzierten. Insbesondere führte die höhere Dosis von 3 g zu einer noch stärkeren Verbesserung der Hautfestigkeit, Elastizität und Feuchtigkeitsversorgung.**

### Studie: Intravenöses MSM bei Mäusen, die UV-Strahlung ausgesetzt waren:

Eine weitere Studie *(45)* untersuchte, wie MSM die Haut vor Schäden durch ultraviolette Strahlung (UVB) schützen kann, die als Hauptursache für vorzeitige Hautalterung gilt. Dazu wurde ein spezielles Mausmodell ohne Fell verwendet, um die Auswirkungen von UVB-Strahlung und die schützenden Effekte von MSM zu analysieren. Die Mäuse wurden in vier Gruppen aufgeteilt: Gruppe A diente als Kontrollgruppe ohne UVB-Bestrahlung, während die anderen drei Gruppen sechs Wochen lang UVB-Strahlung ausgesetzt waren. Gruppe B erhielt keine zusätzliche Behandlung, Gruppe C bekam MSM injiziert, und Gruppe D wurde mit Retinsäure behandelt, die für ihre Anti-Aging-Wirkungen bekannt ist. Am Ende der Studie wurden verschiedene Messungen durchgeführt, um den Zustand der Haut zu bewerten, darunter Faltenbildung, Hautdicke und die Struktur der elastischen Fasern, die für die Hautelastizität verantwortlich sind.

**Die Ergebnisse zeigten, dass die Mäuse, die MSM erhielten (Gruppe C), weniger Falten entwickelten und eine bessere Hautstruktur hatten als die unbehandelte Gruppe B.** Konkret betrug der Faltenwert in Gruppe C 1,8, was deutlich niedriger war als bei den unbehandelten Mäusen (2,5). Auch die Hautdicke und die Elastizität der Fasern waren bei den Mäusen in der MSM-Gruppe verbessert, was auf eine geringere Schädigung des Kollagens und eine höhere Produktion von elastischen Fasern hinweist. Diese Ergebnisse deuten darauf hin, dass MSM den Verlust von Hautkollagen reduziert und die Regeneration der Haut unterstützt. Dies könnte darauf hindeuten, dass MSM auch beim Menschen eine schützende Wirkung gegen Hautalterung durch Sonneneinstrahlung haben könnte.

## Methylsulfonylmethan (MSM) Kompaktübersicht ▾

| | |
|---|---|
| **Wirkung:** | MSM wirkt antioxidativ, entzündungshemmend und verbessert die Kollagenproduktion. Es hat somit eine schützende Wirkung vor übermäßiger UV-Strahlung. |
| **Anwendungs-Empfehlung:** | Oral <u>und</u> äußerlich |
| **Dosierungs-Richtwert:** | **Oral:** 3 g täglich<br>**Äußerlich:** 1 bis 5% in eine beliebige Creme mischen *(das bedeutet 1 bis 5 Gramm auf 100 g Creme. Feinwaage erforderlich!)* |
| **€ Kosten:** | 1 kg Pulver gibt es ab ca. **15 € (ca. 1,30 €/Monat).** Zwar gibt es MSM auch in Kapseln. Diese sind jedoch sehr teuer. Am günstigsten ist 1 kg Pulver. Bei 3 g am Tag reicht ein Kilo für fast ein Jahr. |
| **Bezugs-quellen:** | Am günstigsten in Internetshops. |
| **Auf was zu achten ist:** | MSM ist normalerweise sehr gut verträglich. Es kann äußerlich angewandt die Hautbarriere sehr gut durchdringen und dient daher auch als Penetrationsmittel für andere Stoffe. |
| **Studien:** | (44) (45) |

Angaben ohne Gewähr. Anwendung auf eigene Gefahr!

### Wirkung positiv getestet bei:

| In vitro (Reagenzglas) | In vivo (Tiere) | In vivo (Mensch) |
|---|---|---|
| | ✔ | ✔ |

# Taurin
## Eine wichtige Anti-Aging-Substanz

Taurin ist eine organische Verbindung, die zur Gruppe der Aminosulfonsäuren gehört. Obwohl es oft als Aminosäure bezeichnet wird, unterscheidet es sich von den klassischen Aminosäuren, da es keine Carboxylgruppe besitzt. Es kommt natürlicherweise im Körper vor, insbesondere im Gehirn, Herz, in den Muskeln und Augen, und spielt eine wichtige Rolle bei verschiedenen physiologischen Prozessen.

Taurin kann freie Radikale bekämpfen und hilft so, Zellschäden zu verhindern. Es trägt zur Regulierung des Blutdrucks und des Wasserhaushalts bei, was für die Herzgesundheit wichtig ist. Es ist besonders wichtig für die Entwicklung des zentralen Nervensystems und des Gehirns, insbesondere bei Neugeborenen und Kleinkindern. Es spielt eine Rolle bei der Fettverdauung, indem es an der Bildung von Gallensalzen beteiligt ist, die für die Fettaufnahme notwendig sind. In der Netzhaut des Auges ist Taurin in hohen Konzentrationen vorhanden und wird mit der Aufrechterhaltung der normalen Funktion des Sehvermögens in Verbindung gebracht.

Taurin wird häufig auch in Energy-Drinks verwendet. Es ist nicht direkt anregend, aber es kann durch seine physiologischen Wirkungen (z.B. Stabilisierung von Zellmembranen und Unterstützung von Stoffwechselprozessen) indirekt einen Beitrag zur körperlichen und geistigen Leistungsfähigkeit leisten.

Die Verbindung ist nicht essentiell, da der menschliche Körper sie aus anderen Aminosäuren, wie Methionin und Cystein, synthetisieren kann. Jedoch zeigen Studien, dass eine zusätzliche Zufuhr, insbesondere bei erhöhtem Bedarf, vorteilhaft ist.

### Orales Taurin im Trinkwasser von Mäusen, die UV-Strahlung ausgesetzt wurden:

Eine Studie *(46)* untersuchte, wie sich Taurin auf die Haut auswirkt, insbesondere auf den Feuchtigkeitsgehalt und die Faltenbildung. In einem Experiment wurden haarlose Mäuse mit UVB-Strahlung bestrahlt, um Falten zu erzeugen und die Haut zu schädigen. Den Mäusen wurde Taurin in ihrem Trinkwasser in unterschiedlichen Mengen verabreicht, um zu sehen, ob es einen schützenden Effekt auf die Haut hat. Die Ergebnisse zeigten, dass UVB-Strahlung den Feuchtigkeitsgehalt der Haut verringerte und den Wasserverlust erhöhte, was zu einer stärkeren Faltenbildung führte. **Eine Taurinergänzung verhinderte diese negativen Effekte: Sie verbesserte den Feuchtigkeitsgehalt der Haut, reduzierte den Wasserverlust und minderte die Faltenbildung. Taurin konnte sogar bereits vorhandene Falten reduzieren, wobei höhere Dosen effektiver waren.** Zudem konnte Taurin den Tauringehalt in der Haut, der durch die UVB-Strahlung gesunken war, teilweise wiederherstellen. Die Forscher schlussfolgern, dass Taurin durch seine feuchtigkeitsregulierende Wirkung die Hautalterung verlangsamen kann, was auf seine Rolle bei der

Aufrechterhaltung des Wasserhaushalts in der Haut zurückzuführen ist.

## In Vitro-Studie:

In einer weiteren Studie *(47)* wollten Forscher herausfinden, wie Taurin genau wirkt, indem sie seine Auswirkungen auf bestimmte Bestandteile der Haut, wie Ceramide und Filaggrin, sowie auf die extrazelluläre Matrix der Haut untersuchten. Dafür kultivierten sie Hautzellen in einer dreidimensionalen Umgebung und fügten Taurin in unterschiedlichen Konzentrationen hinzu. Die Ergebnisse zeigten, dass Taurin den transepidermalen Wasserverlust (TEWL), der durch Acetonbehandlung erhöht wurde, erfolgreich verringerte. **Zudem stimulierte Taurin die Bildung von Ceramidsynthase 4 und Filaggrin, einem wichtigen Strukturprotein, das für die Hautbarriere entscheidend ist. Bei den dermalen Fibroblasten hemmte Taurin die Produktion von entzündlichen Proteinen, die durch IL-1α angeregt wurden. Außerdem führte Taurin zu einer erhöhten Produktion von Hyaluronsäure, einem Stoff, der für die Feuchtigkeit der Haut wichtig ist.** Die Ergebnisse legen nahe, dass Taurin die Haut schützt, indem es die Produktion von Barrierebestandteilen der Haut anregt und den Stoffwechsel der extrazellulären Matrix im Dermis beeinflusst.

## Studie an Frauen: Taurin erhöhte die körpereigenen Antioxidantien, welche die Zellen schützen:

In dieser Studie *(48)* wurde untersucht, wie sich eine Taurin-Supplementierung auf oxidative Stressmarker bei Frauen im Alter von 55 bis 70 Jahren auswirkt. Oxidativer Stress ist ein Prozess, der mit der Alterung in Verbindung gebracht wird und durch die Schädigung von Zellen verursacht wird. Taurin hat antioxidative Eigenschaften, die möglicherweise helfen können, diesen Stress zu kontrollieren. Die Forscher führten eine Doppelblindstudie mit 24 Frauen durch, die zufällig in zwei Gruppen eingeteilt wurden. Die eine Gruppe erhielt ein Placebo, während die andere Gruppe 16 Wochen lang Taurin in einer Dosis von 1,5 Gramm pro Tag einnahm. Um die Wirkung zu messen, wurden vor und nach der Intervention Blutproben entnommen, um die Taurinwerte und die Marker für oxidativen Stress zu analysieren. Zusätzlich wurden die Körpermaße, Funktionstests und Mineralwerte im Blut untersucht. **Die Ergebnisse zeigten, dass die Frauen in der Taurin-Gruppe höhere Plasmawerte von Taurin und dem antioxidativen Enzym Superoxiddismutase (SOD) hatten. Diese Enzyme sind wichtig, um Zellen vor oxidativen Schäden zu schützen.** Im Gegensatz dazu stiegen die Werte eines schädlichen Stoffwechselprodukts, Malondialdehyd, nur in der Placebo-Gruppe, was darauf hindeutet, dass sie einem höheren oxidativen Stress ausgesetzt waren. Daher deutet die Studie darauf hin, dass die Taurin-Supplementierung dazu beitragen kann, den Rückgang des antioxidativen Enzyms SOD zu verhindern.

## Taurin  Kompaktübersicht ▼

| | |
|---|---|
| **Wirkung:** | Taurin wirkt antioxidativ, entzündungshemmend und verbessert die Kollagenproduktion. Es hat somit eine schützende Wirkung vor übermäßiger UV-Strahlung. |
| **Anwendungs-Empfehlung:** | Oral <u>und</u> äußerlich |
| **Dosierungs-Richtwert:** | **Oral:** 1 bis 6 g täglich<br>**Äußerlich:** 1 bis 5% in eine beliebige Creme mischen *(das bedeutet 1 bis 5 Gramm auf 100 g Creme. Feinwaage erforderlich!)* |
| **€ Kosten:** | 1 kg Pulver gibt es ab ca. **18 € (ca. 2 € / Monat).** Zwar gibt es Taurin auch in Kapseln. Diese sind jedoch sehr teuer. Am günstigsten ist 1 kg Pulver. Bei 3 g am Tag reicht ein Kilo für fast ein Jahr. |
| **Bezugsquellen:** | Am günstigsten in Internetshops. |
| **Auf was zu achten ist:** | Taurin gilt als sehr gut verträglich, solange es in moderaten Mengen eingenommen wird. |
| **Studien:** | (46) (47) (48) |

Angaben ohne Gewähr. Anwendung auf eigene Gefahr!

## Wirkung positiv getestet bei:

| In vitro (Reagenzglas) | In vivo (Tiere) | In vivo (Mensch) |
|---|---|---|
| ✔ | ✔ | ✔ |

## Niacinamid
### Schöne Haut durch das Vitamin B3

Niacin und Niacinamid werden beide als Vitamin B3 klassifiziert, da sie im Körper ineinander umgewandelt werden können. Niacinamid spielt eine wichtige Rolle in verschiedenen biochemischen Prozessen, da es Bestandteil von Coenzymen ist, die für den Wasserstofftransfer notwendig sind. Zwei dieser Coenzyme, Nicotinamidadenindinukleotid (NAD) und Nicotinamidadenindinukleotidphosphat (NADP), sind besonders wichtig für den Zellstoffwechsel.

**Die Anwendung von Niacinamid auf der Haut hat positive Effekte auf die Hautbarriere, indem sie den Wasserverlust über die Haut reduziert und den Feuchtigkeitsgehalt der Haut verbessert. Außerdem fördert Niacinamid die Produktion von Proteinen wie Keratin, unterstützt die Bildung von Ceramiden (Fetten, die für die Hautbarriere wichtig sind) und beschleunigt die Entwicklung von Hautzellen (Keratinozyten). Dies führt zu einem Anstieg des intrazellulären NADP-Spiegels, was für viele Zellfunktionen von Bedeutung ist.**

Bei älterer Haut kann die äußere Anwendung von Niacinamid die **Oberflächenstruktur verbessern, Fältchen glätten und sogar den Prozess der Photokarzinogenese (die Entstehung von Hautkrebs durch Sonnenstrahlung) hemmen.** Zudem hat Niacinamid entzündungshemmende Eigenschaften, die bei Hautproblemen wie Akne, Rosazea und Irritationen durch chemische Reizstoffe hilfreich sein können.

Aufgrund dieser nachgewiesenen positiven Effekte wird Niacinamid als ein geeigneter Bestandteil in kosmetischen Produkten empfohlen, insbesondere für die Behandlung von Störungen der Hautbarriere, bei alternder Haut, zur Verbesserung von Pigmentstörungen und zur Unterstützung bei zu Akne neigender Haut.

In einer Studie *(49)* wurde untersucht, wie sich Niacinamid auf das Erscheinungsbild der Haut auswirkt, insbesondere bei alternder Haut. Frühere Untersuchungen hatten bereits gezeigt, dass Niacinamid das Hautbild verbessern kann, und diese Studie sollte das bestätigen und zusätzliche Effekte, wie die Verhinderung von Hautgelbfärbung, prüfen. Hierfür nahmen 50 weiße Frauen im Alter von 40 bis 60 Jahren an einer 12-wöchigen Studie teil. Sie wurde doppelblind durchgeführt, das bedeutet, weder die Probanden noch die Forscher wussten, welche Seite des Gesichts das getestete Produkt aufgetragen bekam. Die eine Gesichtshälfte erhielt eine Feuchtigkeitscreme, während die andere eine Feuchtigkeitscreme mit 5 % **Niacinamid** erhielt. Niacinamid wurde gut vertragen und führte zu sichtbaren Verbesserungen in mehreren Bereichen:

- Feine Linien und Falten wurden reduziert
- Pigmentflecken (Hyperpigmentierung) wurden heller
- Die Hauttextur verbesserte sich
- Rötungen nahmen ab

Zusätzlich wurde festgestellt, dass Niacinamid auch die **Gelbfärbung der Haut (die bei älterer Haut häufig auftritt) signifikant verringerte.** Die Studie bestätigt, dass Niacinamid eine breite Palette positiver Effekte auf alternde Haut hat.

Eine andere Studie *(50)* untersuchte die Wirkung von Niacinamid auf die Hautaufhellung und die Reduzierung von Hyperpigmentierung bei japanischen Frauen. Ziel war es, die Effekte von Niacinamid sowohl im Labor als auch in klinischen Studien zu analysieren. Im Labor zeigte Niacinamid keinen direkten Einfluss auf die Produktion von Melanin in den Hautzellen, jedoch hemmte es den Transfer von Melanosomen (Strukturen, die Melanin enthalten) von pigmentbildenden Zellen (Melanozyten) zu Hautzellen (Keratinozyten) um 35-68 %. Dies reduzierte die Pigmentierung im getesteten Hautmodell.

In den klinischen Studien, bei denen 18 Frauen mit Hyperpigmentierung und 120 Frauen mit Gesichtsbräunung teilnahmen, führte die Anwendung von Cremes mit Niacinamid nach 4 Wochen zu einer signifikanten **Verringerung der Hyperpigmentierung und einer Aufhellung der Haut** im Vergleich zu den Kontrollcremes. Die Ergebnisse legen nahe, dass Niacinamid ein wirksames Mittel zur Hautaufhellung ist.

## Niacinamid  Kompaktübersicht ▼

| | |
|---|---|
| **Wirkung:** | Niacinamid glättete in Studien die Oberflächenstruktur und Fältchen, wirkte entzündungshemmend und wirkte auch gegen Gelbfärbung und Hyperpigmentierung (Altersflecken). |
| **Anwendungs-Empfehlung:** | Oral und äußerlich |
| **Dosierungs-Richtwert:** | **Oral:** 18 mg / Tag (Standard-Dosis) Bis zu 500 mg / Tag als Flush-Niacin zur Therapie von Fettstoffwechselstörungen wie Fettleber und erhöhtes Cholesterin.<br><br>**Äußerlich:** 5 bis 10% in eine beliebige Creme mischen *(das bedeutet 5 bis 10 Gramm auf 100 g Creme. Feinwaage erforderlich).* Es gibt jedoch auch fertige Niacinamid-Cremes im Handel. |
| **€ Kosten:** | Fertige Cremes mit 10% Niacinamid sind ab ca. **5 €** erhältlich. Günstiger ist es, wenn Sie sich Niacinamid als Pulver kaufen **(300 g für ca. 20 €)** und dieses dann selbst in eine Creme mischen. |
| **Bezugs-quellen:** | Am günstigsten in Internetshops. |
| **Auf was zu achten ist:** | Niacinamid ist bekannt dafür, die Haut aufzuhellen. |
| **Studien:** | (49) (50) |

Angaben ohne Gewähr. Anwendung auf eigene Gefahr!

## Wirkung positiv getestet bei:

| In vitro (Reagenzglas) | In vivo (Tiere) | In vivo (Mensch) |
|---|---|---|
| | ✔ | ✔ |

## So mischen Sie sich selbst eine Creme
Mit den Naturheilmitteln gegen Hautalterung

- Kaufen Sie sich in der Apotheke eine 100 ml Medizinflasche oder einen Tigel, der 100 ml umfasst
- Mischen Sie in diese Flasche/Tigel eine handelsübliche Creme Ihrer Wahl und vermischen diese mit destilliertem Wasser. Z.B. 50% Creme und 50% Dest. Wasser
- Verwenden Sie eine Feinwaage
- Wiegen Sie dazu einige Gramm Pulver ab, je nach gewünschter Konzentration. Z.B. 5 Gramm Niacinamid für eine 5% Konzentration in 100 ml Creme.
- Sie können weitere Wirkstoffe dazu mischen
- Anschließend gut schütteln

**Beispiel für eine selbstgemachte Creme gegen Hautalterung:**

50% Creme
40% Dest. Wasser
5% Minzöl
5% Lavendelöl
=================
Darin gelöst:
5% Niacinamid
5% Taurin
1% NAC
+ frisches Vitamin C (Sie fügen das Vitamin C erst kurz vor dem Auftragen hinzu!)

## Vitamin B12 + Folsäure
Zwei wichtige B-Vitamine für gesunde Haut

Pigmentstörungen auf der Haut (Braune und weiße Flecken) werden häufig bei älteren Menschen beobachtet. Was jedoch viele nicht wissen: Ursache für diese Pigmentstörungen könnte ein Mangel an Vitamin B12 sein *(54, 55, 56, 57, 58)*.

Vitamin B12 ist ein essentielles wasserlösliches Vitamin, das eine zentrale Rolle im Stoffwechsel spielt. Es ist notwendig für die **Bildung roter Blutkörperchen, die DNA-Synthese und die Funktion des Nervensystems.** Vitamin B12 wird vor allem in tierischen Produkten wie Fleisch, Fisch, Eiern und Milchprodukten gefunden, da es von Mikroorganismen in Tieren produziert wird. Für Menschen, die sich vegetarisch oder vegan ernähren, ist es besonders wichtig, auf eine ausreichende Zufuhr von Vitamin B12 durch Supplements zu achten, da pflanzliche Quellen kaum oder gar kein B12 enthalten.

Ein Vitamin B12-Mangel kann sich auf vielfältige Weise bemerkbar machen. Zu den häufigsten Symptomen eines B12-Mangels gehören **Müdigkeit, Schwäche und eine generelle Abgeschlagenheit**, da das Vitamin eine Schlüsselrolle bei der Bildung roter Blutkörperchen spielt. Fehlt es, kann es zu einer megaloblastischen Anämie kommen, einer Form der Blutarmut, bei der die roten Blutkörperchen größer als normal sind und ihre Funktion nicht ordnungsgemäß erfüllen können. Weitere Anzeichen für einen B12-Mangel sind Neurologische Beschwerden wie Kribbeln oder Taubheitsgefühle in den Gliedmaßen, Gedächtnisprobleme, Konzentrationsstörungen und eine allgemeine kognitive Beeinträchtigung. Langfristiger Mangel kann zu schweren Nervenschäden führen, die irreversible Folgen haben können.

Vitamin B12 ist zudem unerlässlich für die DNA-Synthese, weshalb es für das Zellwachstum und die Zellteilung besonders wichtig ist. Eine ausreichende Versorgung trägt auch zur Gesundheit des Nervensystems bei, indem es hilft, die Nervenzellen zu schützen und die Myelinscheiden, die die Nervenfasern isolieren, aufrechtzuerhalten. Ein Mangel an B12 kann daher nicht nur die körperliche Gesundheit beeinträchtigen, sondern auch psychische Symptome wie Depressionen und Reizbarkeit verursachen.

Vitamin B12 spielt auch eine Rolle bei der Fett- und Kohlenhydratverwertung und unterstützt die Produktion von Energie im Körper. Es hilft, Homocystein, eine Aminosäure, die mit Herz-Kreislauf-Erkrankungen in Verbindung gebracht wird, in andere Substanzen umzuwandeln, wodurch es auch das Risiko für Herzerkrankungen verringern kann. Es senkt auch den Blutzuckerspiegel und hat eine anti-diabetische Wirkung.

Vitamin B12 und Folsäure sind eng miteinander verbundene Nährstoffe, die zusammen eine entscheidende Rolle im Stoffwechsel spielen, insbesondere bei der Zellteilung und der Bildung roter Blutkörperchen. Beide Vitamine arbeiten synergistisch, um bestimmte biochemische Prozesse im Körper zu unterstützen, und **ein Mangel an einem der beiden kann die Wirkung des anderen beeinträchtigen.**

---

*Warum Vitamin D-Tabletten*
*die Sonne nicht ersetzen können*

Ein zentraler Zusammenhang zwischen Vitamin B12 und Folsäure besteht in der DNA-Synthese. Beide Vitamine sind an der Umwandlung von Homocystein in Methionin beteiligt, einer Aminosäure, die für die Bildung von Proteinen und anderen wichtigen Molekülen notwendig ist. **Ohne genügend B12 kann Folsäure ihre Funktion nicht richtig erfüllen**, da die Umwandlung von Homocystein in Methionin ohne B12 gestört wird. Infolgedessen kann sich Homocystein im Blut ansammeln, was als Risikofaktor für Herz-Kreislauf-Erkrankungen gilt. Ein hoher Homocysteinspiegel kann die Blutgefäße schädigen und zu Arteriosklerose führen.

In der Praxis bedeutet dies, dass bei der Behandlung eines Folsäure-Mangels immer auch der Vitamin B12-Status überprüft werden sollte. Eine langfristige Einnahme von Folsäure allein, ohne die ausreichende Versorgung mit Vitamin B12, kann den Mangel an B12 verschleiern und zu schwerwiegenden gesundheitlichen Problemen führen. Besonders bei älteren Menschen und bei Menschen mit bestimmten Erkrankungen, die die Aufnahme von B12 beeinträchtigen, ist es wichtig, beide Vitamine in einem ausgewogenen Verhältnis zuzuführen.

## Vitamin B12 + Folsäure   Kompaktübersicht ▾

| | |
|---|---|
| **Wirkung:** | Fördert die gesunde Pigmentierung der Haut (u.a.) |
| **Anwendungs-Empfehlung:** | Oral |
| **Dosierungs-Richtwert:** | **Vitamin B12:** 1.000 mcg /Tag<br>**Folsäure:** 1.000 mcg / Tag |
| **€ Kosten:** | ca. 5 € / Monat (bei hoher Dosierung) |
| **Bezugs-quellen:** | In Apotheken (z.B. PZN: **15876353**)<br>Dieses Präparat enthält sowohl hoch dosiertes B12, als auch Folsäure in der bioverfügbarsten Form) |
| **Auf was zu achten ist:** | **Diese Formen haben die höchste Bioverfügbarkeit:**<br>B12: Methylcobalamin, Hydroxocobalamin und Adenosylcobalamin<br>(letzteres ist am besten für die Mitochondrien).<br><br>Folsäure: 5-Methyltetrahydrofolat (5-MTHF)<br>Sehr hohe Bioverfügbarkeit, da sie direkt vom Körper verwendet werden kann, ohne vorher umgewandelt zu werden.<br><br>**Zu hohes B12 kann zu Akne führen:** Sie könnten dieses Problem lösen, indem Sie die P. Acnes-Bakterien abtöten. Z.B. durch äußerlich angewandten Essig oder orales Oreganoöl. |
| **Studien:** | (54), (55), (56), (57), (58) |

Angaben ohne Gewähr. Anwendung auf eigene Gefahr!

### Wirkung positiv getestet bei:

| In vitro (Reagenzglas) | In vivo (Tiere) | In vivo (Mensch) |
|---|---|---|
| | | ✔ |

## Knoblauch
### Die Knolle der 100-jährigen schützt auch die Haut

Knoblauch, wissenschaftlich *Allium sativum*, ist eine Pflanzenart aus der Familie der Lauchgewächse (Alliaceae). Er wird weltweit als Gewürz und Heilpflanze geschätzt. Knoblauch besteht aus mehreren Zehen, die von einer dünnen, papierartigen Haut umgeben sind. Sein charakteristischer Geruch und Geschmack entstehen durch die Verbindung Allicin, die freigesetzt wird, wenn die Zehen geschnitten oder zerdrückt werden.

Neben seiner Verwendung in der Küche hat Knoblauch seit Jahrhunderten einen festen Platz in der traditionellen Medizin. Ihm werden zahlreiche gesundheitsfördernde Eigenschaften zugeschrieben, wie die Stärkung des Immunsystems, die Senkung des Blutdrucks und des Cholesterinspiegels sowie antimikrobielle und antioxidative Wirkungen und vieles mehr. Die Inhaltsstoffe des Knoblauchs, insbesondere die Schwefelverbindungen, spielen eine entscheidende Rolle bei seinen heilenden Eigenschaften.

Eine Studie *(51)* untersuchte, wie Knoblauch gegen die schädlichen Auswirkungen von UV-Strahlung auf die Haut wirkt, insbesondere im Zusammenhang mit Hautalterung. UV-Strahlung erzeugt reaktive Sauerstoffspezies (ROS), die zu oxidativem Stress führen und ein Hauptfaktor für die sogenannte lichtbedingte Hautalterung sind. Diese schädlichen Sauerstoffverbindungen aktivieren Enzyme, sogenannte Metalloproteinasen (MMPs), die das Kollagen und die elastischen Fasern der Haut abbauen, was zu Faltenbildung und Hautschäden führt.

Um die schützende Wirkung von Knoblauch zu testen, wurde haarlosen Mäusen acht Wochen lang regelmäßig UV-Strahlung ausgesetzt. Die Mäuse wurden in vier Gruppen aufgeteilt: eine Gruppe ohne UV-Bestrahlung, eine Gruppe mit UV-Bestrahlung als Kontrolle, und zwei Gruppen, deren Nahrung zusätzlich 1 % bzw. 2 % Knoblauchpulver enthielt. **Die Ergebnisse zeigten, dass UV-Strahlung zu deutlicher Faltenbildung und Hautverdickung führte, während die Mäuse, die Knoblauch bekamen, eine geringere Faltenbildung und eine verbesserte Hautdicke aufwiesen.** UV-Strahlung erhöhte auch die Bildung von oxidativen Substanzen und schädlichen Molekülen (wie Malondialdehyd) in Haut und Blut, doch **Knoblauch konnte diese schädlichen Effekte mildern.** Interessanterweise war diese Schutzwirkung nicht abhängig von der genauen Dosis an Knoblauch. Zusätzlich zeigte die Studie, dass Knoblauch die Aktivität von antioxidativen Enzymen (Superoxiddismutase und Katalase), die durch UV-Strahlung vermindert wurde, wieder erhöhte. **Außerdem konnte Knoblauch die UV-bedingte Erhöhung der MMP-Enzyme unterdrücken und den Abbau von Kollagen verhindern, was die Hautstruktur schützte.** Daher kann Knoblauch durch seine antioxidativen Eigenschaften und die Regulierung von MMP-Enzymen helfen, die Haut vor den schädlichen Auswirkungen der UV-Strahlung zu schützen und somit vorzeitiger Hautalterung entgegenzuwirken.

## Knoblauch  Kompaktübersicht ▼

| | |
|---|---|
| **Wirkung:** | Knoblauch hat starke entzündungshemmende, antioxidative Eigenschaften, die UV-bedingte Schäden abfangen. |
| **Anwendungs-Empfehlung:** | Oral |
| **Dosierungs-Richtwert:** | 1 Zehe bis 1 Knolle / Tag |
| **€ Kosten:** | Ein Bund Knoblauch-Knollen gibt es ab ca. **1-2 €** |
| **Bezugs-quellen:** | Am günstigsten in Supermärkten. |
| **Auf was zu achten ist:** | Zwar gibt es Knoblauch auch als Pulver zu kaufen. Doch frischer Knoblauch hat immer noch die stärkste Wirkung. |
| **Studien:** | (51) |

Angaben ohne Gewähr. Anwendung auf eigene Gefahr!

### Wirkung positiv getestet bei:

| In vitro (Reagenzglas) | In vivo (Tiere) | In vivo (Mensch) |
|---|---|---|
| | ✔ | |

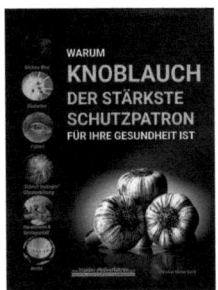

**Buch-Tipp:**

# „Warum Knoblauch der stärkste Schutzpatron für Ihre Gesundheit ist"

In diesem Buch erfahren Sie zahlreiche Studien und Erfahrungsberichte über die Knolle der 100-jährigen zu zahlreichen Krankheiten!
Weitere Informationen und einen ausführlichen Blick ins Buch finden Sie auf:
**www.Insider-Heilverfahren.com**

# Kapitel 10: Obligatorisches

# Studien- und Quellverzeichnis

(1) Chen P, Li S, Xiao Y, Zou B, Li J, Chen X, Tang Y, Shen M. Long-term exposure to low levels of ambient UVB are associated with a decreased risk of moderate-to-severe acne: A retrospective cohort study in college students. Photodermatol Photoimmunol Photomed. 2023 Mar;39(2):132-139. doi: 10.1111/phpp.12852. Epub 2023 Jan 1. PMID: 36545686.

(2) Lee M, Koo J. Rosacea, light, and phototherapy. J Drugs Dermatol. 2005 May-Jun;4(3):326-9. PMID: 15898288.

(3) https://www.reddit.com/r/Rosacea/comments/jvlmon/sun_making_skin_better/

(4) https://www.reddit.com/r/Rosacea/comments/v5jx50/does_sun_have_to_be_a_trigger/

(5) https://www.reddit.com/r/Rosacea/comments/nx8h52/sun_helps_my_rosacea_significantly_anyone_else/

(6) Ainsleigh HG. Beneficial effects of sun exposure on cancer mortality. Prev Med. 1993 Jan;22(1):132-40. doi: 10.1006/pmed.1993.1010. PMID: 8475009.

(7) Nazario CM, Rosario-Rosado RV, Schelske-Santos M, Mansilla-Rivera I, Ramírez-Marrero FA, Nie J, Piovanetti-Fiol P, Hernández-Santiago J, Freudenheim JL. Sun Exposure Is Associated with Reduced Breast Cancer Risk among Women Living in the Caribbean: The Atabey Study in Puerto Rico. Cancer Epidemiol Biomarkers Prev. 2022 Feb;31(2):430-435. doi: 10.1158/1055-9965.EPI-21-0932. Epub 2021 Nov 22. PMID: 34810207; PMCID: PMC9190767.

(8) Li WH, Pappas A, Zhang L, Ruvolo E, Cavender D. IL-11, IL-1α, IL-6, and TNF-α are induced by solar radiation in vitro and may be involved in facial subcutaneous fat loss in vivo. J Dermatol Sci. 2013 Jul;71(1):58-66. doi: 10.1016/j.jdermsci.2013.03.009. Epub 2013 Apr 10. PMID: 23639700.

(9) Couteau C, Alami S, Guitton M, Paparis E, Coiffard LJ. Mineral filters in sunscreen products--comparison of the efficacy of zinc oxide and titanium dioxide by in vitro method. Pharmazie. 2008 Jan;63(1):58-60. PMID: 18271305.

(10) Nilsen LT, Aalerud TN, Hannevik M, Veierød MB. UVB and UVA irradiances from indoor tanning devices. Photochem Photobiol Sci. 2011 Jul;10(7):1129-36. doi: 10.1039/c1pp05029j. Epub 2011 Mar 28. PMID: 21445424.

(11) Burgard B, Schöpe J, Holzschuh I, Schiekofer C, Reichrath S, Stefan W, Pilz S, Ordonez-Mena J, März W, Vogt T, Reichrath J. Solarium Use and Risk for Malignant Melanoma: Meta-analysis and Evidence-based Medicine Systematic Review. Anticancer Res. 2018 Feb;38(2):1187-1199. doi: 10.21873/anticanres.12339. PMID: 29374757.

(12) Burgard B, Reichrath J. Solarium Use and Risk for Malignant Melanoma: Many Open Questions, Not the Time to Close the Debate. Adv Exp Med Biol. 2020;1268:155-170. doi: 10.1007/978-3-030-46227-7_8. PMID: 32918218.

(13) Geldenhuys S, Hart PH, Endersby R, Jacoby P, Feelisch M, Weller RB, Matthews V, Gorman S. Ultraviolet radiation suppresses obesity and symptoms of metabolic syndrome independently of vitamin D in mice fed a high-fat diet. Diabetes. 2014 Nov;63(11):3759-69. doi: 10.2337/db13-1675. PMID: 25342734.

(14) Gorman S, Lucas RM, Allen-Hall A, Fleury N, Feelisch M. Ultraviolet radiation, vitamin D and the development of obesity, metabolic syndrome and type-2 diabetes. Photochem Photobiol Sci. 2017 Mar 16;16(3):362-373. doi: 10.1039/c6pp00274a. PMID: 28009891.

(15) Hart PH, Norval M, Byrne SN, Rhodes LE. Exposure to Ultraviolet Radiation in the Modulation of Human Diseases. Annu Rev Pathol. 2019 Jan 24;14:55-81. doi: 10.1146/annurev-pathmechdis-012418-012809. Epub 2018 Aug 20. PMID: 30125148.

(16) Breuer J, Schwab N, Schneider-Hohendorf T, Marziniak M, Mohan H, Bhatia U, Gross CC, Clausen BE, Weishaupt C, Luger TA, Meuth SG, Loser K, Wiendl H. Ultraviolet B light attenuates the systemic immune response in central nervous system autoimmunity. Ann Neurol. 2014 May;75(5):739-58. doi: 10.1002/ana.24165. Epub 2014 May 13. PMID: 24771567.

(17) Kemp AS, Ponsonby AL, Pezic A, Cochrane JA, Dwyer T, Jones G. The influence of sun exposure in childhood and adolescence on atopic disease at adolescence. Pediatr Allergy Immunol. 2013 Aug;24(5):493-500. doi: 10.1111/pai.12085. Epub 2013 Jun 3. PMID: 23725559.

(18) Rueter K, Jones AP, Siafarikas A, Chivers P, Prescott SL, Palmer DJ. The Influence of Sunlight Exposure and Sun Protecting Behaviours on Allergic Outcomes in Early Childhood. Int J Environ Res Public Health. 2021 May 19;18(10):5429. doi: 10.3390/ijerph18105429. PMID: 34069576; PMCID: PMC8161152.

(19) Chen P, Li S, Xiao Y, Zou B, Li J, Chen X, Tang Y, Shen M. Long-term exposure to low levels of ambient UVB are associated with a decreased risk of moderate-to-severe acne: A retrospective cohort study in college students. Photodermatol Photoimmunol Photomed. 2023 Mar;39(2):132-139. doi: 10.1111/phpp.12852. Epub 2023 Jan 1. PMID: 36545686.

(20) Stein KR, Pearce DJ, Feldman SR. Targeted UV therapy in the treatment of psoriasis. J Dermatolog Treat. 2008;19(3):141-5. doi: 10.1080/09546630701593465. PMID: 17934935.

(21) Zhang P, Wu MX. A clinical review of phototherapy for psoriasis. Lasers Med Sci. 2018 Jan;33(1):173-180. doi: 10.1007/s10103-017-2360-1. Epub 2017 Oct 24. PMID: 29067616; PMCID: PMC5756569.

(22) Kim MS, Lee DH, Lee CW, Kim YK, Lee MJ, Shin CY, Cho KH, Chung JH. Mast cell stabilizer, ketotifen, prevents UV-induced wrinkle formation. J Invest Dermatol. 2013 Apr;133(4):1104-7. doi: 10.1038/jid.2012.424. Epub 2012 Nov 29. PMID: 23190877.

(23) Kim HM, Cho SH. Lavender oil inhibits immediate-type allergic reaction in mice and rats. J Pharm Pharmacol. 1999 Feb;51(2):221-6. doi: 10.1211/0022357991772178. PMID: 10217323.

(24) Nakamura T, Yoshida N, Yamanoi Y, Honryo A, Tomita H, Kuwabara H, Kojima Y. Eucalyptus oil reduces allergic reactions and suppresses mast cell degranulation by downregulating IgE-FcεRI signalling. Sci Rep. 2020 Dec 1;10(1):20940. doi: 10.1038/s41598-020-77039-5. PMID: 33262354; PMCID: PMC7708995.

(25) Kobayashi Y, Sato H, Yorita M, Nakayama H, Miyazato H, Sugimoto K, Jippo T. Inhibitory effects of geranium essential oil and its major component, citronellol, on degranulation and cytokine production by mast cells. Biosci Biotechnol Biochem. 2016 Jun;80(6):1172-8. doi: 10.1080/09168451.2016.1148573. Epub 2016 Mar 1. PMID: 26927807.

(26) Mitoshi M, Kuriyama I, Nakayama H, Miyazato H, Sugimoto K, Kobayashi Y, Jippo T, Kuramochi K, Yoshida H, Mizushina Y. Suppression of allergic and inflammatory responses by essential oils derived from herbal plants and citrus fruits. Int J Mol Med. 2014 Jun;33(6):1643-51. doi: 10.3892/ijmm.2014.1720. Epub 2014 Mar 31. PMID: 24682420.

(27) Sauermann K, Jaspers S, Koop U, Wenck H. Topically applied vitamin C increases the density of dermal papillae in aged human skin. BMC Dermatol. 2004 Sep 29;4(1):13. doi: 10.1186/1471-5945-4-13. PMID: 15456516; PMCID: PMC522805.

(28) Farris PK. Topical vitamin C: a useful agent for treating photoaging and other dermatologic conditions. Dermatol Surg. 2005 Jul;31(7 Pt 2):814-7; discussion 818. doi: 10.1111/j.1524-4725.2005.31725. PMID: 16029672.

(29) Fitzpatrick RE, Rostan EF. Double-blind, half-face study comparing topical vitamin C and vehicle for rejuvenation of photodamage. Dermatol Surg. 2002 Mar;28(3):231-6. doi: 10.1046/j.1524-4725.2002.01129.x. PMID: 11896774.

(30) Crisan D, Roman I, Crisan M, Scharffetter-Kochanek K, Badea R. The role of vitamin C in pushing back the boundaries of skin aging: an ultrasonographic approach. Clin Cosmet Investig Dermatol. 2015 Sep 2;8:463-70. doi: 10.2147/CCID.S84903. PMID: 26366101; PMCID: PMC4562654.

(31) Yokota M, Yahagi S. Evaluation of the anti-wrinkle effect of a lipophilic pro-vitamin C derivative, tetra-isopalmitoyl ascorbic acid. J Cosmet Dermatol. 2022 Aug;21(8):3503-3514. doi: 10.1111/jocd.14604. Epub 2021 Dec 15. PMID: 34910367.

(32) Correia G, Magina S. Efficacy of topical vitamin C in melasma and photoaging: A systematic review. J Cosmet Dermatol. 2023 Jul;22(7):1938-1945. doi: 10.1111/jocd.15748. Epub 2023 May 2. PMID: 37128827.

(33) Makpol S, Abidin AZ, Sairin K, Mazlan M, Top GM, Ngah WZ. gamma-Tocotrienol prevents oxidative stress-induced telomere shortening in human fibroblasts derived from different aged individuals. Oxid Med Cell Longev. 2010 Jan-Feb;3(1):35-43. doi: 10.4161/oxim.3.1.9940. PMID: 20716926; PMCID: PMC2835887.

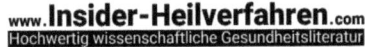

(34) Makpol S, Azura Jam F, Anum Mohd Yusof Y, Zurinah Wan Ngah W. Modulation of collagen synthesis and its gene expression in human skin fibroblasts by tocotrienol-rich fraction. Arch Med Sci. 2011 Oct;7(5):889-95. doi: 10.5114/aoms.2011.25567. Epub 2011 Nov 8. PMID: 22291837; PMCID: PMC3258810.

(35) Pedrelli VF, Lauriola MM, Pigatto PD. Clinical evaluation of photoprotective effect by a topical antioxidants combination (tocopherols and tocotrienols). J Eur Acad Dermatol Venereol. 2012 Nov;26(11):1449-53. doi: 10.1111/j.1468-3083.2011.04219.x. Epub 2011 Sep 14. PMID: 21917024.

(36) Weber C, Podda M, Rallis M, Thiele JJ, Traber MG, Packer L. Efficacy of topically applied tocopherols and tocotrienols in protection of murine skin from oxidative damage induced by UV-irradiation. Free Radic Biol Med. 1997;22(5):761-9. doi: 10.1016/s0891-5849(96)00346-2. PMID: 9119243.

(37) Yamada Y, Obayashi M, Ishikawa T, Kiso Y, Ono Y, Yamashita K. Dietary tocotrienol reduces UVB-induced skin damage and sesamin enhances tocotrienol effects in hairless mice. J Nutr Sci Vitaminol (Tokyo). 2008 Apr;54(2):117-23. doi: 10.3177/jnsv.54.117. PMID: 18490840.

(38) Paskal W, Paskal AM, Pietruski P, Stachura A, Pełka K, Woessner AE, Quinn KP, Kopka M, Galus R, Wejman J, Włodarski P. N-Acetylcysteine Added to Local Anesthesia Reduces Scar Area and Width in Early Wound Healing An Animal Model Study. Int J Mol Sci. 2021 Jul 14;22(14):7549. doi: 10.3390/ijms22147549. PMID: 34299175; PMCID: PMC8307704.

(39) Tenório MCDS, Graciliano NG, Moura FA, Oliveira ACM, Goulart MOF. N-Acetylcysteine (NAC): Impacts on Human Health. Antioxidants (Basel). 2021 Jun 16;10(6):967. doi: 10.3390/antiox10060967. PMID: 34208683; PMCID: PMC8234027.

(40) Milani M, Sparavigna A. Antiaging efficacy of melatonin-based day and night creams: a randomized, split-face, assessor-blinded proof-of-concept trial. Clin Cosmet Investig Dermatol. 2018 Jan 24;11:51-57. doi: 10.2147/CCID.S153905. PMID: 29416368; PMCID: PMC5788993.

(41) Tan DX, Xu B, Zhou X, Reiter RJ. Pineal Calcification, Melatonin Production, Aging, Associated Health Consequences and Rejuvenation of the Pineal Gland. Molecules. 2018 Jan 31;23(2):301. doi: 10.3390/molecules23020301. PMID: 29385085; PMCID: PMC6017004.

(42) Kishi M, Fukaya M, Tsukamoto Y, Nagasawa T, Takehana K, Nishizawa N. Enhancing effect of dietary vinegar on the intestinal absorption of calcium in ovariectomized rats. Biosci Biotechnol Biochem. 1999 May;63(5):905-10. doi: 10.1271/bbb.63.905. PMID: 10380633.

(43) Pernice C, Murri D, Valli R, Crocetta FM, Iori M, Asti M, Ghidini A, Capponi PC. Complete response of cutaneous SCC to topical treatment with ascorbic acid solution: A case report. Clin Case Rep. 2021 Jan 9;9(3):1060-1065. doi: 10.1002/ccr3.3585. PMID: 33768783; PMCID: PMC7981708.

(44) Muizzuddin N, Benjamin R. Beauty from within: Oral administration of a sulfur-containing supplement methylsulfonylmethane improves signs of skin ageing. Int J Vitam Nutr Res. 2022 Jul;92(3-4):182-191. doi: 10.1024/0300-9831/a000643. Epub 2020 Feb 21. PMID: 32083522.

(45) Chu SG, Chang YJ, Ryu JY, Lee JS, Choi KY, Chung HY, Cho BC, Yang JD. Effects of Methylsulfonylmethane on UVB-induced Skin Damage: An Experimental Study in a Mouse Model. In Vivo. 2022 Nov-Dec;36(6):2714-2721. doi: 10.21873/invivo.13007. PMID: 36309396; PMCID: PMC9677794.

(46) Yoshimura T, Manabe C, Inokuchi Y, Mutou C, Nagahama T, Murakami S. Protective effect of taurine on UVB-induced skin aging in hairless mice. Biomed Pharmacother. 2021 Sep;141:111898. doi: 10.1016/j.biopha.2021.111898. Epub 2021 Jul 7. PMID: 34246188.

(47) Yoshimura T, Manabe C, Nagumo JI, Nagahama T, Sato T, Murakami S. Taurine accelerates the synthesis of ceramides and hyaluronic acid in cultured epidermis and dermal fibroblasts. Exp Ther Med. 2023 Sep 20;26(5):512. doi: 10.3892/etm.2023.12211. PMID: 37840567; PMCID: PMC10570761.

(48) Abud GF, De Carvalho FG, Batitucci G, Travieso SG, Bueno Junior CR, Barbosa Junior F, Marchini JS, de Freitas EC. Taurine as a possible antiaging therapy: A controlled clinical trial on taurine antioxidant activity in women ages 55 to 70. Nutrition. 2022 Sep;101:111706. doi: 10.1016/j.nut.2022.111706. Epub 2022 Apr 22. PMID: 35700594.

(49) Bissett DL, Miyamoto K, Sun P, Li J, Berge CA. Topical niacinamide reduces yellowing, wrinkling, red blotchiness, and hyperpigmented spots in aging facial skin. Int J Cosmet Sci. 2004 Oct;26(5):231-8. doi: 10.1111/j.1467-2494.2004.00228.x. PMID: 18492135.

(50) Hakozaki T, Minwalla L, Zhuang J, Chhoa M, Matsubara A, Miyamoto K, Greatens A, Hillebrand GG, Bissett DL, Boissy RE. The effect of niacinamide on reducing cutaneous pigmentation and suppression of melanosome transfer. Br J Dermatol. 2002 Jul;147(1):20-31. doi: 10.1046/j.1365-2133.2002.04834.x. PMID: 12100180.

(51) Kim HK. Garlic Supplementation Ameliorates UV-Induced Photoaging in Hairless Mice by Regulating Antioxidative Activity and MMPs Expression. Molecules. 2016 Jan 8;21(1):70. doi: 10.3390/molecules21010070. PMID: 26760989; PMCID: PMC6273408.

(52) Pernice C, Murri D, Valli R, Crocetta FM, Iori M, Asti M, Ghidini A, Capponi PC. Complete response of cutaneous SCC to topical treatment with ascorbic acid solution: A case report. Clin Case Rep. 2021 Jan 9;9(3):1060-1065. doi: 10.1002/ccr3.3585. PMID: 33768783; PMCID: PMC7981708.

(53) Juhlin L, Olsson MJ. Improvement of vitiligo after oral treatment with vitamin B12 and folic acid and the importance of sun exposure. Acta Derm Venereol. 1997 Nov;77(6):460-2. doi: 10.2340/0001555555577460462. PMID: 9394983.

(54) Mori K, Ando I, Kukita A. Generalized hyperpigmentation of the skin due to vitamin B12 deficiency. J Dermatol. 2001 May;28(5):282-5. doi: 10.1111/j.1346-8138.2001.tb00134.x. PMID: 11436369.

(55) Rao VR. Vitamin B12 deficiency presenting with hyperpigmentation and pancytopenia. J Family Med Prim Care. 2018 May-Jun;7(3):642-644. doi: 10.4103/jfmpc.jfmpc_347_16. PMID: 30112325; PMCID: PMC6069637.

(56) Maharajh S, Teelucksingh S. Hyperpigmentation in Vitamin B12 Deficiency. N Engl J Med. 2022 Jan 13;386(2):172. doi: 10.1056/NEJMicm2113099. PMID: 35020987.

(57) Jangda A, Voloshyna D, Ramesh K, Bseiso A, Shaik TA, Al Barznji S, Usama M, Saleem F, Ghaffari MAZ. Hyperpigmentation as a Primary Symptom of Vitamin B12 Deficiency: A Case Report. Cureus. 2022 Sep 10;14(9):e29008. doi: 10.7759/cureus.29008. PMID: 36237758; PMCID: PMC9551622.

(58) Tayem L, Litaiem N, Jones M, Zeglaoui F. Reversible Facial Hyperpigmentation Associated With Vitamin B12 Deficiency. Nutr Clin Pract. 2017 Apr;32(2):275-276. doi: 10.1177/0884533616670380. Epub 2016 Oct 5. PMID: 27702910.

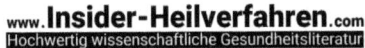

## Bildnachweise

Cover: © Images licensed by Ingram Image
Seite 80 (ätherische Öle): Bild von Monika auf Pixabay

## Impressum

**Der Autor** Christian Meyer-Esch beschäftigt sich seit fast 20 Jahren intensiv mit alternativer und ganzheitlicher Medizin. Er prüft wissenschaftlichen Studien und Erfahrungsberichte weltweit, um Lösungen, insbesondere für schwer behandelbare Krankheiten zu finden. Zu seinem Schwerpunkt zählt vor allem die Ursachenforschung.

**Herausgeber:**
Insider-Heilverfahren.com
Christian Meyer-Esch
Haben Sie Fragen, Anregungen oder Kritik, senden Sie gerne eine e-Mail: mail@insider-heilverfahren.com

**Druck und Verlag:**
BOD Books on demand GmbH, In de Tarpen 42, 22848 Norderstedt

# Hat Ihnen dieses Buch gefallen?

Unterstützen Sie meine Arbeit gerne durch eine **Rezension** in einem der vielen Buch-Shops. Ich weiß das sehr zu schätzen!

# Einige meiner weiteren Bücher könnten Sie auch interessieren:

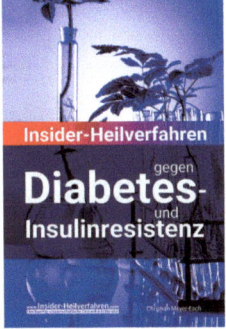

## Insider-Heilverfahren gegen Diabetes- und Insulinresistenz

Obwohl die Mehrheit der Schulmediziner nach wie vor an Zucker als Ursache für Diabetes glaubt, kommen immer mehr Insider zu dem Schluss, dass die Ursache von Diabetes nicht Zucker ist, sondern eine Verfettung der Zellen. Auch sehr schlanke Menschen können innerlich verfettet sein. In diesem umfassenden Ratgeber erfahren Sie, wie Sie Ihre Organe und Gewebe entfetten und die Insulinsensitivität der Zellen wiederherstellen. Zahlreiche Insider-Heilverfahren gegen Diabetes- und Insulinresistenz warten auf Sie!

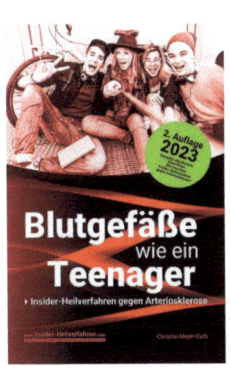

## Blutgefäße wie ein Teenager: Insider-Heilverfahren gegen Arteriosklerose

Das Altern ist der wichtigste Risikofaktor für Herz-Kreislauf-Erkrankungen, die die Hauptursache für Herzinfarkt, Schlaganfall und Mortalität bei älteren Menschen sind. Ich habe für Sie bislang unentdeckte Ursachen erforscht und dazu zahlreiche Heilverfahren, die Arterienverstopfung nicht nur aufhalten, sondern auch rückgängig machen können.

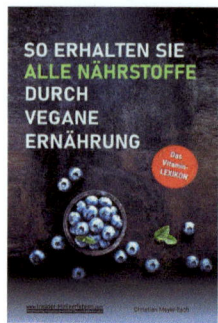

## So erhalten Sie alle Nährstoffe durch vegane Ernährung

Der menschliche Körper braucht gut 50 essentielle Nährstoffe, die wir zwingend mit der Nahrung aufnehmen müssen, um nicht krank zu werden. In diesem Buch erfahren Sie, was diese essentiellen Nährstoffe im Körper bewirken und in welchen veganen/pflanzlichen Lebensmitteln sie am meisten vorkommen. Abgerundet wird das Buch mit je 5 Rezept-Vorschlägen pro Nährstoff. Zahlreiche farbige Abbildungen machen Appetit auf eine gesunde, extrem nährstoffreiche Ernährung.

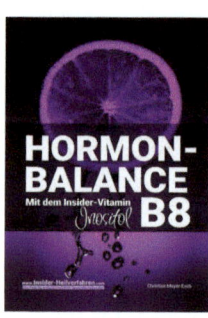

## HORMON-BALANCE mit dem Insider-Vitamin B8 Inositol

Der Hormonhaushalt vieler Menschen ist außer Kontrolle geraten. Was viele nicht wissen: Ein einfaches B-Vitamin, welches vor einigen Jahren aus dem Vitamin-Katalog gestrichen wurde, kann sämtliche Hormone wieder ins Gleichgewicht bringen. Schnell, einfach, billig und ohne Nebenwirkungen.
Viele gesundheitliche Probleme wie prämenstruelles Syndrom, unerwünschte Körperbehaarung bei Frauen, Akne, fettige Haut, Haarausfall- und Glatzenbildung, aber auch Depressionen und andere psychische Probleme sowie Unfruchtbarkeit wurden bereits erfolgreich mit Vitamin B8 Inositol geheilt.

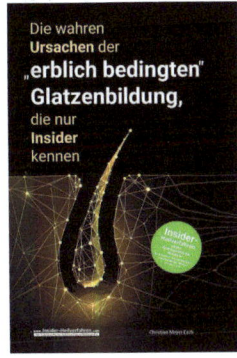

# Die wahren Ursachen der "erblich bedingten" Glatzenbildung, die nur Insider kennen

Die Glatze ist ein degenerativer Prozess aus Verkalkung und Vernarbung, dem Entzündungsprozesse vorausgehen und in einer starken Durchblutungsstörung und Sauerstoffmangel mündet.

- In diesem Buch erfahren Sie Insider-Wissen nach den neuesten wissenschaftlichen Erkenntnissen, von dem auch die meisten Ärzte und Heilpraktiker heute noch nichts wissen.

- Was bislang <u>wirklich</u> geholfen hat.

- Mit zahlreichen wissenschaftlichen Studien, Erfahrungsberichten und Vorher-Nachher-Fotos.

In diesem Buch steckt die Arbeit von fast 20 Jahren Forschung für die Ursachen der so genannten "erblich bedingten" Glatzenbildung.

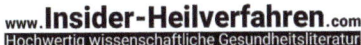

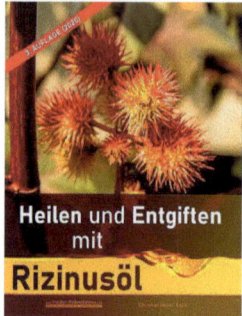

# Heilen und Entgiften mit Rizinusöl

Rizinusöl kennen die meisten Menschen lediglich als Abführmittel. Doch bislang nur in Insider-Kreisen bekannt, ist die Tatsache, dass mit Hilfe von Rizinusöl bereits ein ganzes Dutzend Krankheiten geheilt wurden. Ob schwere Allergien, Tinnitus, Haarausfall / Glatzenbildung, Histamin-Intoleranz, Akne, Migräne und sogar Kurzsichtigkeit und vieles mehr. Zusätzlich gibt das Buch Fachinformationen über den genauen Wirkmechanismus und die Prostaglandine. Sie erfahren eine genaue Anleitung zur Entgiftung und alles, was Sie über Rizinusöl wissen müssen.

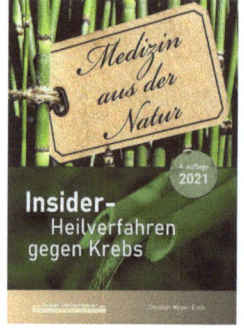

# Insider-Heilverfahren gegen Krebs

In diesem smarten, wissenschaftlich fundierten Ratgeber steht alles, was ein Krebs-Patient wissen MUSS: Rund 70 alternative Krebstherapien mit zahlreichen Studien, Erfahrungsberichten, Dosierungs-Richtwerten, Kosten und Bezugsquellen.
Es werden zahlreiche Heilverfahren vorgestellt (darunter u.a. organisches Germanium, intravenöses Vitamin C, Salvestrol, Melatonin, um nur einige zu nennen), die in wissenschaftlichen Studien, teils sogar in Fall-Studien an Menschen, nachweislich zur Heilung geführt haben.

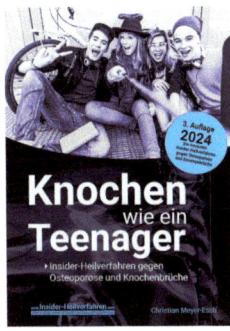

# Knochen wie ein Teenager: Insider-Heilverfahren gegen Osteoporose und Knochenbrüche

Bei Osteoporose denken die meisten Menschen an Wechseljahre, Calcium- und Vitamin D-Mangel. Dass es in Wirklichkeit aber ganz anders ist, beweist dieses Buch mit zahlreichen Studien-Quellen. Je älter wir werden, desto mehr VERkalken (!) so ziemlich alle unsere Organe und Gewebe. In diesem Buch erfahren Sie, was die wirklichen Ursachen der Osteoporose sind. An welchen Stoffen es tatsächlich mangelt und warum Calcium-Mangel nur in seltenen Fällen die Ursache von Osteoporose ist.

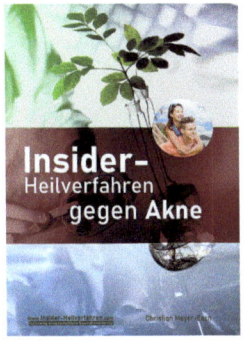

# Insider-Heilverfahren gegen Akne

Schluss mit der ewigen Schmiererei! Akne kommt von innen. In diesem Buch erfahren Sie Insider-Ursachen und Insider-Heilverfahren, die selbst in alternativmedizinischen Kreisen kaum bekannt sind. Sie lernen die wahren Ursachen von Akne kennen und wie Sie diese ganz leicht beheben können. Jegliche Behauptungen werden mit wissenschaftlichen Studien versehen.

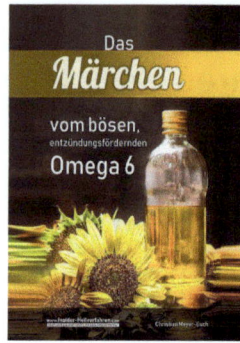

# Das Märchen vom bösen, entzündungsfördernden Omega 6

Omega 3-Fettsäuren sind in aller Munde. Es wird der Anschein erweckt, als seien wir mit Omega 6 maßlos überversorgt und es würde lediglich an Omega 3 mangeln. Doch ganz so einfach ist es nicht. In diesem Buch erfahren Sie, dass viele Menschen zudem einen Enzymmangel haben, um die Linolsäure weiter zu Prostaglandinen konvertieren zu können. Die Folge ist ein Mangel aller 3 Prostaglandin-Serien mit zahlreichen Symptomen: Schlechtes Immunsystem, Hautkrankheiten, prämenstruelles Syndrom, Haarausfall u.v.m.